子どもの脳を傷つける親たち

友田明美 Tomoda Akemi

NHK出版新書
523

子どもの脳を傷つける親たち　目次

序章　健全な発達を阻害する脳の傷つき

こころと脳の密接な関係

「〝こころ〟はどこにあるか」と尋ねられたら、みなさんはどう答えますか？

日本語では、こころが傷ついたとき「〝胸〟が痛む」と言ったり、こころのありようを探るさいに「〝胸〟に手を当てて考える」などと表現します。

英語の〝heart〟も「こころ」、「心臓」と訳されることがあるため、こころの在りかは胸のあたりという印象が強いかもしれません。確かに、不安や恐怖を感じると心臓が激しく脈打ちますし、極度に緊張し、強いストレスを感じると、心臓がぎゅっとつかまれたようになることもあります。

しかし、科学的に見たとき、「こころは〝脳〟にある」と考えます。心臓がドキドキしたり、胃が痛んだりするのは、脳の指令でホルモンが分泌され、心臓や胃などの臓器に影響を与えるからです。

喜怒哀楽といった感情はもちろん、ものの見方や考え方、周囲の人たちや社会とのかかわり方、思いがけないことや困難なことに出会ったときの対処の仕方など、わたしたちの毎日の——もっと言えば、いままさに呼吸し存在している、この一瞬の——思考や行動を支配しているのは、頭のなかにある臓器、「脳」なのです。

傷つく子どもの脳

その脳が、過度なストレスによって〝物理的〟に傷つくということをご存じでしょうか。わたしは三〇年近く小児精神科医として子どもの発達に関する臨床研究を続けてきました。大人の不適切なかかわりによって、子どもの脳が変形するということが、長年のリサーチから明らかになってきたのです。

生まれたときはわずか三〇〇グラムしかない人間の脳は、ゆっくりと成長し、時間をかけて生きるすべを習得していきます。その発達過程において、脳には外部からの影響を受けやすい、非常に大事な時期があります。胎児期、乳幼児期、思春期です。こうした人生の初期段階に、親や養育者といった身近な存在から適切なケアと愛情を受けることが、脳の健全な発達には必要不可欠です。

しかし、この時期に極度のストレスを感じると、子どものデリケートな脳は、その苦しみになんとか適応しようとして、自ら変形してしまうのです。生き延びるための防衛反応だともいえます。これは悲しく、そして驚くべき事実です。

その結果、脳の機能にも影響がおよび、子どもの正常な発達が損なわれ、生涯にわたって影響をおよぼしていきます。

たとえば衝動性が高く、キレやすくなって周囲の人たちに乱暴をはたらいたり、非行に走ったりする場合があります。あるいは、喜びや達成感を味わう機能が弱くなるせいで、より刺激の強い快楽を求めるようになり、アルコールや薬物に依存することもあります。

子ども時代に愛され、褒められる経験が少なかった人たちは、自己肯定感や自立をつかさどる機能がうまくはたらかず、抑うつ状態になったり、自傷行為を繰り返すこともあります。

こうした症状は、子どものころから断続的に現れるケースもありますが、つらい体験から時間が経過したあとで急に出現する場合も少なくありません。成人して仕事を始めたとき、あるいは家庭をもったときに発症すれば、自分だけでなく、周囲の人たちも苦しめることになります。これは、安心と安全が確保された場所で子ども時代を過ごしていた人ならば、決して味わうことのない苦痛です。

図序-1　児童相談所での児童虐待相談対応件数とその推移

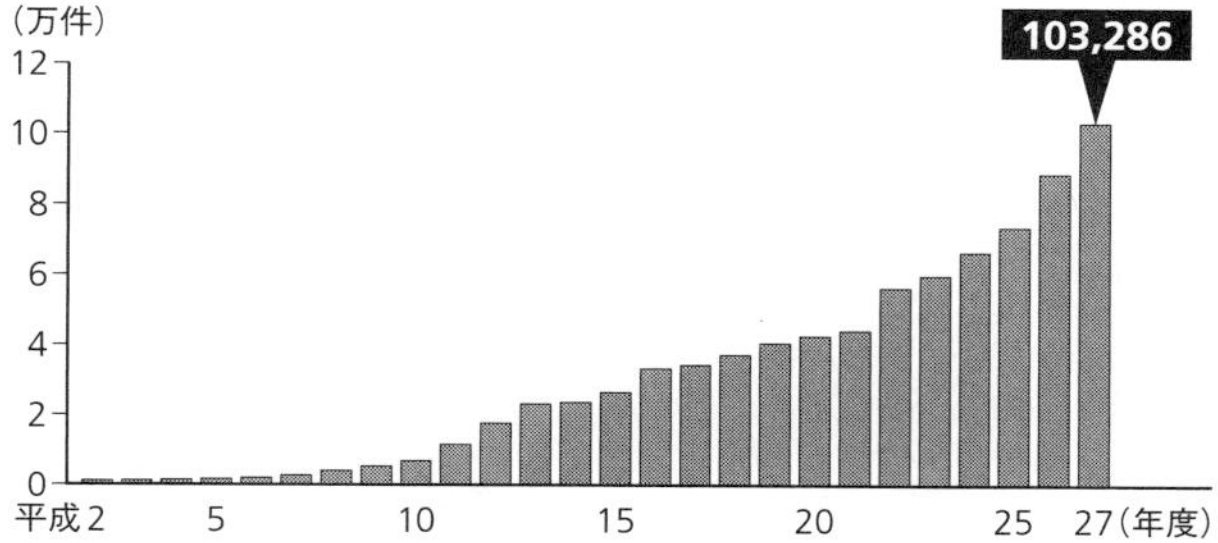

参考:厚生労働省ホームページ

子どもの減少に比例しない虐待数

平成二七年度の厚生労働省発表の福祉行政報告例によれば、全国の児童相談所における児童虐待に関する相談対応件数は、ここ十数年、右肩上がりで増え続け、児童虐待防止法（児童虐待の防止等に関する法律）施行前の平成一一年度（一万一六三一件）に比べるとおよそ八・九倍、前年度比一六・一％増の一〇万三二八六件（前年度比一万四三五五件増）にものぼり、過去最多になったといいます（図序－1）。

実際に虐待件数が増えた可能性に加え、児童相談所全国共通ダイヤル（一八九）が一般に周知されたことや、マスコミによる児童虐待の事件報道等により、この問題への関心が高まったことが考えられます。

被虐待者の年齢別対応件数を見てみると、小学生が

図序-2　児童相談所での虐待相談の内容別件数の推移

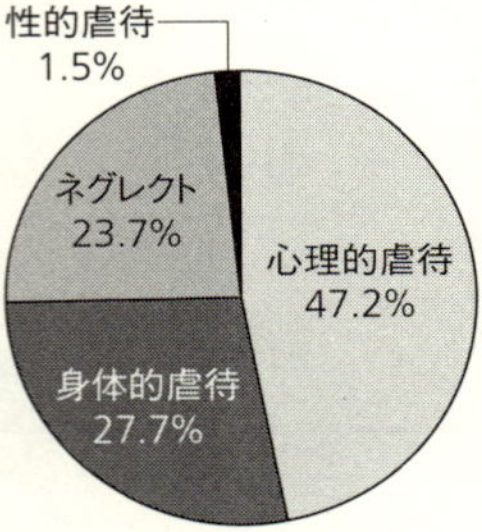

参考：厚生労働省ホームページ
平成27年度（速報値）

全体の三四・七％ともっとも多く、三歳から学齢前が二三・〇％、〇～三歳未満が一九・七％という構成割合です。

相談の種類は心理的虐待がもっとも多く、次いで身体的虐待となっています（図序－2）。

「虐待」と聞くと、メディアなどで取り上げられるような、事件性のあるものばかりを思い浮かべ、自分には一切関係のない話だと思われる方が多いかもしれません。しかし、冒頭でお話しした子どもの脳への影響は、日常のなかに存在する「不適切なかかわり」によっても起き得ます。

虐待という言葉がもつ響きは強烈で、ときにその本質を見失うおそれがあるため、わたしたちの研究では、強者である大人から、弱者である子どもへの不適切なかかわり方を、「虐待」とは呼ばずに「マルトリートメント（maltreatment）」と呼んでいます。

このあと順を追ってお話ししていきますが、言葉による脅し、威嚇《いかく》、罵倒、あるいは無視する、放っておくなどの行為のほか、子どもの前で繰り広げられる激しい夫婦げんかもマルトリートメントと見なします。

日々、子どもと接するなかで、こうしたマルトリートメントがまったくないという家庭など存在しないでしょう。

しかしながら、マルトリートメントの強度や頻度が増したとき、子どもの小さなこころは確実に傷つき、成長過程の脳は変形する可能性があることを、わたしたち大人は見逃してはいけません。

これまで、学習意欲の低下や非行、うつ病や摂食障害、統合失調症などの精神疾患は、主に生来的な要因がもとで起こると考えられてきました。しかし、脳科学の研究が進むにつれ、子ども時代に受けたマルトリートメントが脳に悪影響をおよぼし、結果、こうした症状が出現、もしくは悪化することが明らかになってきています。

社会に適応しづらい青少年や成人が生まれる背景には、子ども時代に受けたマルトリートメントがあったのです。

子ども虐待の社会的コスト

ノーベル経済学賞の受賞者であるシカゴ大学のジェームズ・ヘックマン氏は、ライフサイクルのどの時期に公的資金を使うと費用対効果が高いかをリサーチしました。

就学前のプログラムや学校教育、就労支援など、成長段階に合わせてかかる経費はそれぞれありますが、〇～三歳児の乳幼児期に精神的ケアを行ったり、マルトリートメントに陥りやすい家庭に対して育児支援・早期教育を行ったほうが、成人して、重篤な症状が現われてから対処するよりも費用対効果が高いという研究結果を発表しました。

また、花園大学の和田一郎氏は、子ども虐待を社会的コストの観点から調査しました。二〇一四年、*Children and Youth Services Review*（『子どもの福祉サービスレビュー』）という海外雑誌に掲載された論文によると、子ども虐待による死亡・傷病関連、学力に伴う生産性損失、離婚、犯罪、生活保護の項目から算出した社会福祉関連、および医療費等の公的経費は、年間一兆六〇〇〇億円（二〇一二年のデータによる試算）にものぼるとされています。

このような社会的な費用を分析する研究は各国で行われていますが、日本では被害を受けた子どもや家庭を長期的にモニタリングした基礎的なデータが乏しいほか、子ども虐待にかかわる医療費などのデータベースが存在しないため、今回の調査で推計した額は実際の数値よりもずっと低いといいます。少なくとも一兆六〇〇〇億円の税金が子ども虐待に関連する事柄に使われているというのは、驚きの事実です。

このような側面から考えると、子どもの健全なこころの成長は、決して子どもをもつ家庭だけの問題ではなく、社会全体で見守るべき課題であるといえます。

脳科学から見守る子どもの発達

個人的な話になりますが、わが家には二人の娘がいます。

彼女たちが幼かったときの自分の育児を振り返り、ときおり自問することがあります。はたしてわたしは、いい母親であっただろうか……。

自信をもって〝イエス〟と言うことはできません。

子育てと仕事の両立――。口で言うのはたやすいものの、実践するのは非常に難しいことです。二人とも無事に成人したいまとなっては、子どもはむしろわたしを支えてくれる心強い存在だといえますが、当時を思い起こせば、親として試練の日々でした。目の前のわが子は、なぜこんなに泣いているのか、どうして言うことを聞いてくれないのか。理由もわからないまま感情をぶつけられ、うんざりしたこともあります。

睡眠薬を飲ませて寝かせてしまえたら、どんなに楽だろう？　物騒な話ですが、そう思ったのも一度や二度ではありません。親というのはどんなときでも無条件で子どもを愛し、許すものなのだ——そんなふうに考えていた理想が崩れていく毎日でした。

一方、医療の現場では、身体じゅうに傷を負って運び込まれてくる子どもたちを日々、目にしていました。親や近しい大人から暴力を受け、頭蓋骨にはひびが入り、腕には火のついたままのタバコを押しつけられたやけどの痕《あと》、古い傷もまだ癒えきっていないうえに、新しい打撲のあざ。治療の甲斐もむなしく、息をひきとった子どももいます。

子どもの命を脅かすという行為は、たとえどのような理由をつけたところで決して許せることではありません。しかし、加害者となった親たちの、さまざまなありようを目の当たりにしたことは、ひとりの親として、「自分も一歩間違っていたら、同じようにわが子に手をあげていたかもしれないのだ」と自省する機会になりました。

大人が子どもに危害を与えてしまうような環境そのものを変えていく、何らかのはたらきかけが必要なのではないか——そう考えるきっかけにもなりました。

そして、いつしか子どもの発達に関する研究——小児神経学・脳科学研究——が自分のライフワークとなっていったのでした。

脳科学の側面から子どものこころの発達を研究するといった試みは、まだ始まったばかりだといってもいいでしょう。もちろん科学だけでは解決できないことはたくさんあります。しかし、科学が示す知見を知っていただくことこそが、子どもへの不適切なかかわりを抑制することにつながると、わたしは信じています。

完璧な大人などいません。そして、子どもはつまずき、失敗しながら大きくなっていくものです。しかし、その成長にあたって、「脳が変形するほどの傷つき」は絶対に必要ありません。

本書ではマルトリートメントと子どもの脳の発達の関連性を科学的な視点から分析し、早期対応の重要性についてお伝えしていきます。

第一章では、どのような行為がマルトリートメントにあたるのか、明らかに虐待とされるものだけでなく、日常のなかで見受けられるマルトリートメントについても触れていきます。

第二章では、そのマルトリートメントが、どのように子どもの脳に影響をおよぼすのか、科学的側面から見ていきます。脳が損傷するという事実はショッキングです。しかし、勇気をもって読み進めてください。また、聞きなれない医学用語や、脳に関連した単語がしばしば登場しますが、科学や医療に興味がない方でも理解できるようにわかりやすい解説を心がけました。ここでお伝えすることは、「脳と発達の関係」を知るための助けになるはずです。

第三章は子どもの脳がもつ、柔軟性や回復力といったすばらしい能力についてお伝えしながら、こころの傷を癒やすための治療法を具体的に記します。章末では、マルトリートメントの背景や、内外に表出するこころの病の形、それに対する治療方法を記したケーススタディを紹介します。具体的事例を先に知りたい方は、こちらからお読みください。

そして、本書のクライマックスとなるのは第四章です。ここでは子どもの健全な発達に不可欠な愛着形成を扱い、育て直しはこれからでもできるということをお話しします。前章同様に、章末には愛着障害に関するケーススタディを取り上げます。

そして終章では、子どもだけでなく親へのサポートの重要性、社会全体で子どもとマルトリートメントの問題を考える必要性をお伝えします。

マルトリートメントによって傷ついた人を救いたい。これ以上、マルトリートメントによって傷つく子どもを増やしてはいけない。その想いで本書を記します。

第一章 日常のなかにも存在する不適切な養育

こころの発達障害とは

わたしが所属する福井大学医学部の附属病院には、乳幼児から一八歳までの子どもを対象とした「子どものこころ診療部」があります。

わたしはこの場所で、小児精神科医として、多くのスタッフとともに、「こころの発達」に問題を抱えた子どもたちの診断、治療、支援にあたっています。このような専門の診療施設は、国内ではまだ数が少ないこともあり、日本全国から子どもやその家族たちが受診のために訪れます。

「こころの発達障害」と聞くと、自閉症（自閉スペクトラム症）やＡＤＨＤ（注意欠如・多動症）といった疾患を思い浮かべる方が多いのではないでしょうか。これらの疾患は、生まれ育った環境にかかわらず、主に先天的な原因で発症するといわれています。

しかし、子どもの発達の問題は先天的なものに限らず、後天的な要素が原因で起こるケースが少なくありません。後天的とは、生まれてからの環境、つまり「家庭」（養育環境）を指します。子どもを守り、育み、慈しんでくれるはずの親（養育者）や身近な存在が、不適切なかかわり方を続けることで、子どものこころを傷つけ、身体的な成長や精神的な発達を妨げてしまう可能性があるのです。

たとえば先日も、こんな赤ちゃんがわたしのもとにやってきました。Aちゃんは生後九か月。診療室に連れてこられたとき、その表情は虚《うつ》ろで、何にも興味を示しませんでした。名前で呼びかけても視線が合いません。九か月といえば、周囲への興味が広がり、好奇心が旺盛になるころです。ちょっとしたことでも喜んで笑ったり、あるいは人見知りをして大泣きしたりと、喜怒哀楽がはっきりしてくる時期でもあります。ところがAちゃんは、呼びかけても、おもちゃを使って注意を引こうとしても、誰とも目を合わせようとしないのです。

また、これまでできていたお座りが、突然できなくなったといいます。これは一種の退行現象、いわゆる「赤ちゃん返り」です。さまざまな分野の医療スタッフがAちゃんを診察したところ、誰もが自閉症を疑いました。

確かに、自閉症と診断してもおかしくない症状です。ただ、家庭環境について聞き取りを行ったところ、Aちゃんの母親はうつ病で通院をしており、その間、祖母が世話をしているとのことでした。

地域の保健師や児童相談所のスタッフ、ソーシャルワーカーなどとも連携し、さらに詳しい状況を調べてみると、更年期障害を抱える祖母が娘と孫に対し、怒鳴る、脅す、罵倒するなど、日常的に激しい暴言を繰り返していたことが判明しました。二人とも身体的な暴力はふるわれていなかったものの、言葉の暴力を受けていたのです。

こころの発達を妨げる不適切なかかわり

Aちゃんの祖母が行っていたような、度を過ぎた暴言はまぎれもなく虐待（abuse）です。児童虐待防止法第二条では、虐待を大きく四つに分けて定義しており、わかりやすく説明すると以下のようになります。

①身体的虐待（physical abuse）
②性的虐待（sexual abuse）
③ネグレクト（neglect）
④心理的虐待（emotional abuse）

「虐待」という言葉から、わたしたちがまっ先に連想するのは、①の「身体的虐待」、あるいは②の「性的虐待」ではないでしょうか。

③の「ネグレクト」は、新聞などで取り上げられる機会も増えたことから、なじみのある人も多いはずです。「育児放棄」とも訳され、たとえば食事を適切に与えない、おむつやトイレの世話をしないで放っておく、長時間、家や車内に置き去りにする、などがあげられます。

Aちゃんの場合のように暴言を浴びせられることは、言葉による脅しと考えられ、④の「心理的虐待」にあたります。子どもに対する直接的な脅しだけでなく、夫婦間での暴力（ドメスティック・バイオレンス。以下「DV」と略します）を見せるなども、心理的虐待です。のちに詳しく述べますが、このDVには、身体的な暴力に限らず、言葉の暴力（激しいけんかや脅しの言葉など）も含まれます。

子どもの身体を著しく傷つけ、命を脅かすような虐待は、事件としてテレビや新聞でセンセーショナルに取り上げられます。しかし、虐待とはそのようなものばかりではありません。「しつけの一環」として、生活のなかに溶け込み、習慣化しているようなものも数多く存在します。

それらは一見、残虐性が感じられず、ひっそりと目立たないような類《たぐ》いの虐待です。しかし、継続されることにより、子どもを傷つけ、こころの発達を阻害していくことになるのです。

マルトリートメントという考え方

一九六〇年代のアメリカで「虐待」という概念を医学的な観点から広めたのは、当時、アメリカのコロラド大学小児科の教授であったヘンリー・ケンプ（一九二二〜八四）です。彼が著した論文「被虐待児症候群（*The Battered Child Syndrome*）」がきっかけで、この時代、身体的な虐待への関心が一気に高まります。その後、フェミニズム運動が活発になるにつれ、性的虐待にも注目が集まるようになりました。

そして、八〇年代になると、児童虐待をより生態学的な観点からとらえるようになり、「チャイルド・マルトリートメント（child maltreatment）」という表現が広く使われるようになりました。maltreatment は、treatment（扱い）に mal（悪い・悪く）という接頭語がついたもので、日本語では「不適切な養育」と訳されています。

これは虐待とほぼ同義ですが、子どものこころと身体の健全な成長・発達を阻む養育をすべて含んだ呼称です。子どもに対する大人の不適切なかかわり全般を意味する、より広範な概念と考えればよいでしょう。

大人の側に加害の意図があるか否かにかかわらず、また、子どもに目立った傷や精神疾患が見られなくても、行為そのものが不適切であれば、それは「マルトリートメント」なのです。

わたしは、この「マルトリートメント」という言葉が日本で広く認知されるようになってほしいと考えています。「虐待」という言葉では、偏ったイメージが先行し、「自分や家族の問題には当てはまらない」と、思われてしまいがちだからです。

実際、子どもに対して非常に不適切な行為をしていても、「虐待というほどではない」と考えるせいで、行為そのものが見過ごされてしまう可能性があります。

たとえば大人が理由もなく子どもを殴るのは明確な虐待だとわかっていても、「殴り方を手加減すれば虐待ではないはず」、「子どもの行為を正すために、やむなく殴るのだ」、「一度きりなら許されるだろう」という理由で、子どもに暴力をふるうケースが少なくありません。目を向けるべきは、不適切な行為の強弱ではなく、そのときの子どものこころの状態です。

また、親が毎日必死で子育てをするなかで、子どものためを思ってしていることが、「不適切な養育」にあたる場合もあります。家庭という、いわば密室での親子の関係について、第三者が客観的に判断を下すというのは、容易ではありません。

診療の現場で親たちの話に耳を傾けてみると、そこには多少の保身や自己弁護が混じっているとしても、わが子が憎くてやっているばかりでもないことは事実です。その行動について「虐待」というレッテルを貼り、親の人格を強く否定してしまったら、彼らが子どもを育て直すチャンスまで奪ってしまうことにもつながります。それは親子の未来のために、あってはならないことです。

わたし自身、「虐待」という言葉では広範な事例をカバーしきれないと感じています。国内外での研究や診療も、この「マルトリートメント」という考え方に基づいて行っていますので、本書では、「マルトリートメント」という言葉を使うことにしました。政府の統計に沿って述べるさいなど、状況によっては「虐待」という言葉も適宜使用します。

また、マルトリートメントの問題を扱うとき、「親」という語を多用しますが、当然のことながら、実父母に代わる養育者や教育の現場などで子どもに接する身近な大人の場合もあります。

ここで誤解していただきたくないのは、「虐待」を「マルトリートメント」と言い替えたからといって、親の不適切な行為が大目に見られるわけではない、ということです。繰り返しになりますが、行為が軽かろうが弱かろうが、子どものためだと思ってした行為であろうがなかろうが、傷つける意思があろうがなかろうが、子どもが傷つく行為は、すべて「マルトリートメント」です。そして、マルトリートメントをしてしまったら、われわれ大人はその行為を認め、改める必要があります。

子どものありなしにかかわらず、ぜひこの機会にマルトリートメントという概念を知っていただき、どうしたら子どもを傷つきから守れるのか、どうかいっしょに考えてみてください。

どんな親でも経験があるマルトリートメント

子育ては、たいていの親にとっては初めての経験であり、トライ&エラーを繰り返しながら子どもへの接し方や愛情のかけ方を学んでいくものです。どんなに気をつけて育児をしていたとしても、マルトリートメントの経験がまったくない親などいないでしょう。

告白しますが、わたしも二人の娘に不適切な行為をしたことが何度もあります。子どもを思うあまり（たいていの親はこう言います）、度の過ぎた行動に走ったこともあれば、高まったストレスを子どもに向けてしまったこともあります。

いまでも忘れられないのは、とっさの感情で娘に手をあげてしまったときのことです。病院での仕事を終え、当時小学生だった娘たちとともに自宅へ戻ったのですが、マンションのエントランス用の鍵を長女がうっかり舗道脇の側溝に落としてしまったのです。

寒い冬の夜で、わたしは疲れきっていました。側溝は鉄格子のふたがしてある深いタイプのものでしたから、落ちた鍵を拾うことはできません。そのことに気づいた瞬間、「何をしてるの！」と大きな声を出し、娘の頭を叩いていました。それほど強く叩いたわけではなかったのですが（たいていの親はこう言います）、衝動的に手が出てしまったという事実が自分でもショックでした。

　また、次女を危険な目にあわせたこともあります。確か二歳ごろのことだったと思いますが、休日、急に病院から呼び出しがかかったことがありました。ちょうど娘は昼寝に入ったところで、ふだんなら一、二時間はぐっすり眠って起きません。この間に病院へ行って用事を済ませて戻るのは、何の問題もないように思えました。

　わたしはそっと自宅を離れ、二時間ちょっとで用事を済ませて戻ってきました。ところが、次女の泣く声がドアの外まで聞こえてきます。あわてて部屋に入ると、彼女は火がついたように大泣きしていました。あとで近所の方から、「ずっと泣き声が聞こえていて心配していた」と知らされ、胸がつぶれるような思いでした。どうやらわたしが外出したあとすぐ目が覚め、ゆうに二時間は泣き続けていたようです。もし、わたしの姿を求めて外に出ていたならば、事件や事故につながっていた可能性もあります。あのときの泣きはらした次女の顔を思い出すと、いまでも胸が痛みます。

　これこそまさにネグレクトです。

　目が覚めたら一人ぼっちになっているという状況は、子どもにとっては衝撃的で恐ろしい体験だったに違いありません。これが児童虐待に厳しい目をもつアメリカでの出来事であれば、わたしは通報され、逮捕されていたでしょう。

このような話を始めたら、恥ずかしながら、まだいくらでも出てきますが、大事なのは、そうした行為が誤りであったと認め、子どもとのかかわり方を改善しながら、自身の行為を正していくことだと考えます。自らの不適切な行為に気づかず、あるいは気づいていても改めずに何度も繰り返していると、子どものこころに深い傷が残ってしまい、それが子どもの健全な発達を妨げることになるからです。

ここまで読んで、「もしかしたら、あのときわたしが子どもにしたことは、マルトリートメントだったかもしれない」と思い当たった方もいるでしょう。その行為を取り消すことはできませんが、親子の関係は、いまからでも修復が可能です。そのためにも、まずはどのような行為が不適切な養育にあたるのかを知り、子どもを傷つける言動を繰り返さない。これが大きなポイントです。

では、マルトリートメントをいくつかの特徴に分けながら、詳しく見ていきたいと思います。

身体的マルトリートメント～体罰は「しつけ」なのか？

マルトリートメントのなかでももっとも直接的で明確なのが、身体への暴行です。たとえば殴る、蹴る、物を投げつける、物で叩く、やけどを負わせる、溺れさせるなど、事件や事故に発展するような痛ましいケースも多く、最悪の場合、非のない子どもが死に至ることもあります。

打撲傷やあざ、骨折、やけどなどの外傷が残る場合は、子どもからの訴えがなくても第三者が発見できる可能性がありますが、衣服に隠れて見えない場所に暴行を受けている子どもも少なくありません。

また、髪をつかむ、お風呂の湯のなかに顔を沈ませるなどの行為の場合、外傷が残らないため、発見が大幅に遅れることが多々あります。

日本には、昔から体罰という風習があります。親や教師などが、子どもに対する教育の一環として、肉体的な苦痛を伴う罰を与えるものです。わたしの子ども時代、学校では、宿題を忘れたら廊下に立たされる、教室で騒いでいたら正座させられる、といった懲罰は日常茶飯事で、特に悪いことをした生徒など、頭やおしりを叩かれることも珍しくありませんでした。

「良いことと悪いことの区別を、身をもって覚えさせる」という理論です。この理論によれば、子どもの行いを正すのが目的であり、危害を加えるのが目的ではない、ということになります。

しかし、子どもが大人に殴られるということは、わたしたち大人が、レスラーのような強靭《きょうじん》な相手に殴られるようなものです。仮に大人のほうでは手加減しているつもりでも、子どもは「もしかしたら殺されるかもしれない」といった恐怖に襲われ、たとえ身体には傷が残らなくても、恐ろしいという感情が子どものこころに残っていきます。

アメリカでは、児童虐待を防止し、対処措置することを目的に、一九七四年、"The Child Abuse Prevention and Treatment Act"という法律が公布され、虐待は性的虐待を含む四つのタイプに分類されました。その後、州ごとに虐待防止に関する法律が制定されています。

現在、多くの州では、「しつけ」と称して子どもに過激な体罰を与えたり、暴行を加えたりする行為は「暴力」とみなされ、虐待行為として通報されます。子どもを見守る立場にある保育士や教師、児童福祉関連施設の職員といった専門職種の人たちが、職務上虐待の疑いがあると感じたら、すぐに通報するよう法律で義務づけられているのです。

しつけとしての体罰を禁止していない州では、家庭のしつけのあり方を見直そうと、"No-Spank Challenge（子どものしつけはお尻を叩いてするものではない）"というキャンペーンが広がっています。

近年では、日本でも体罰に対しては反対意見が多く、行為自体も減ってきているものの、その一方、「教育的効果がある」として肯定する意見が根強く残っているのも事実です。

二〇一二年には、大阪市内の高校で、バスケットボール部の主将が顧問から頻繁に体罰を受けていたことを苦に自殺し、社会的にも大きな波紋を呼びました。

二〇一七年五月にも、仙台市の中学生が体罰を苦にして自殺をしたとされる事件が起きてしまいました。男性教師は居眠りを注意するため、この生徒の後頭部をげんこつで殴り、女性教師はおしゃべりを止めさせるために粘着テープで口をふさいだといいます。

確かに子どもを導いていくことは簡単なことではありません。正しいことを伝えようとしても、いつも思いが通じるとも限りません。反抗されたり、生意気なことを言われれば、怒鳴りたくなることも、手をあげたくなることもあるでしょう。しかし、それで本当に子どものこころに伝えたいことが届くのでしょうか。

「体罰は虐待なのか」という問題は、考え方や文化の違いもあり、そう簡単に白黒のつくことではありませんが、行き過ぎた体罰によって子どもが命を落とす事件が跡《あと》を絶たないことに鑑《かんが》みると、体罰はマルトリートメントであり、なくすべきだというのがわたしの考えです。

体罰を含め、暴力行為に頼ってしまう人は、自分の行為を「合理化」してしまう傾向があります。「これは子どもの行為を正すための正当なしつけなのだ」と、自分にもまわりにも言い訳し、それを信じてしまうのです。

合理化自体は、日常生活のさまざまな場面で、多かれ少なかれ誰もが行っていることですが、体罰で子どもに大けがを負わせてもなお、「しつけだ」と言いはる親もいます。

二〇一〇年には、京都府宮津市で、母親と内縁の夫が六歳の長女に暴行を加え、そのまま放置して意識不明にしたという事件がありました。体罰の理由は、食事をゆっくり食べるという「家庭の約束」を守れなかったから、ということでした。京都地裁は翌年、母親に懲役五年六月、内縁の夫に懲役七年の実刑判決を言い渡しています。

このような事件は極端な例かもしれません。しかし、児童相談所の紹介を受けてわたしのもとに連れてこられる子どもの多くが、「しつけと称した体罰」を受けています。話を聞いてみると、親が子どものふるまいを正すことに必死になりすぎるあまり、自分の行為を冷静に見られなくなっているようです。

屈辱という「こころ」への暴行にもつながる体罰

体罰について、もう一つ見過ごしてはならないのは、「身体的なマルトリートメント」であると同時に、「こころへのマルトリートメント」でもあるという点です。

人は誰でも、自分より体格の大きな人間から暴力を受ければ恐怖を覚えます。また、けがを負うほどではなくても、ほかの人間が見ている前で叩かれ、自分のほうはやり返すことができないという不当な状況は、屈辱的です。

体罰を受けた経験を振り返って語るとき、「悪いことをしていないのに叩かれたことが悔しかった」と言う人は決して少なくありません。あるいは、「恥ずかしい、自分はだめな人間なのだ」と感じる人もいます。身体の痛みよりもむしろ、完全なる服従を理不尽に強いられたという「屈辱」、「恥辱」の感情のほうが、こころに強く残っていくのです。ですから、「体罰は百害あって一利なし」なのです。

こうした身体へのマルトリートメントがおよぼす影響は、第二章で詳細に述べますが、身体だけでなく、脳にも深い傷を残し、こころの発達を妨げるということを、ぜひ忘れないでいただきたいと思います。

性的マルトリートメント〜表面化しにくい被害に苦しむ子どもたち

「性的虐待」と聞くと、身体を触る、または性行為の強要などを連想する方が多いようですが、性的なマルトリートメントはそれだけに限りません。ポルノグラフィを見せる、裸の写真を撮るなど、接触のない場合も含まれます。また自らの性行為を見せるなどの行為も、子どもを傷つけるマルトリートメントと考えられます。

加害者の多くは、実父母や義父母のほか、いつも預けられる知り合いの家族、親戚など、子どもの身近にいる大人です。閉鎖的な環境で密かに行われる場合が多いため、なかなか被害が表面化しません。家庭内で起きているのであれば誰かが気づきそうなものですが、家族がまったく気づかない、あるいは気づかないふりをしていることもあります。

たとえば夫が娘に対して性的なマルトリートメントをしていても、自分がDVを受けているために何も言えない。または、家を空けることが多く、子どもに無関心なために気づかないということもあります。

性的マルトリートメントは、長期間にわたり繰り返されることが多いのも特徴で、被害を受け始めた年齢があまりに低いと、子ども自身、虐待を受けているという自覚がないこともあります。

診療室に受診に来たある女の子の場合、幼いころから父親に性的強要を受けていたものの、それに疑問をもたなかったと言います。小学校に入り、まわりの同級生たちとの会話を通して、ようやく父との関係が異常だと気づいたのでした。衝撃、困惑、羞恥、そして事実を知っても父の要求を拒めない絶望と恐怖——。肉体的、精神的に受けた傷の大きさは計り知れません。

このように被害者と加害者の関係が近すぎるがゆえに、事実が明るみに出にくいというケースが非常に目立ちます。子どもは打ち明けたい、誰かに話したいと思っても、その相手が見つからないのです。妊娠や性病、外傷といった身体的な痕跡《こんせき》がある場合は別として、子ども自身がこころにしまい込んでしまえば、第三者が気づく機会はなかなかありません。

通常、子どもは、加害者である親を気遣ったり、さらに被害がエスカレートすることを恐れ、事実を公にすることをためらいます。たとえ、打ち明けることができても、周囲の目や世間体を気にした大人の反応や困惑を感じ取ると、「被害を受けた自分が悪いのだ」、「自分は価値のない人間なのだ」と考えるようになります。そして、ますます口を閉ざし、たとえ性病にかかっていても、被害の事実を隠そうとさえします。

また、被害にあうのは女児だけでなく、男児にもあり得るということは見過ごしてはならない点です。現在の日本では、男児が性的マルトリートメントの対象になるという認識がまだ低いため、女児よりも安全・予防の対策が不十分です。被害にあっても周囲の大人に信じてもらえなかったというケースもあり、女児よりさらに被害が表面化しづらい傾向にあります。

ちょうどこの原稿を執筆中の二〇一七年六月、性犯罪の厳罰化を盛り込んだ改正刑法が成立しました。明治四〇年の性犯罪に関する刑法制定以来、なんと一一〇年ぶりの改正です。これまで強姦罪において被害者とされるのは、女性に限られていましたが、ようやく男性も含まれるようになりました。いやはや遅すぎます。

また、改正法では子どもへの「性的虐待」が厳罰化されました。親などが監護者としての影響力に乗じて一八歳未満の子に対し、性的虐待を行った場合、「監護者性交等罪」、「監護者わいせつ罪」により、被害者の告訴がなくても処罰の対象になることが新たに盛り込まれています。

法律が改正されたことは喜ばしいことですが、それだけでは子どもを守ることはできません。性的被害を受けた子どもたちは、こころの発達においても大きな障害を抱えることになります。特に成人後、うつ病や解離《かいり》（つらい出来事や強いストレスに遭遇すると心理的に耐えられず、意識や記憶が飛んでいまうこと）の症状を発症しやすいという研究結果が報告されています。子どもをこのような危険にさらしてはいけません。

子どもと性のかかわりについて親が考えるべきこと

子どもと性のかかわりについては、じつのところ、どこまでをマルトリートメントととらえるか、線引きが難しい面があります。

たとえばお風呂から出てきた父親が裸でうろうろしているのは、子どもにとってマルトリートメントなのか、ほのぼのとした家庭の一風景なのか。性的な描写を含むテレビや映画を家族で見るのは不適切か。思春期の子どもの体の変化を食卓の話題にしてもいいのか。子どもとは何歳まで一緒にお風呂に入っていいのか――？

ちなみにアメリカでは、親子が一緒にお風呂に入るのは性的虐待だとされています。このように文化の違いもあり、時代の変化や子どもの年齢によっても線引きは変わっていくものですが、大事なのは、親の一方的な考え方を押しつけるのではなく、子どものこころと身体の発達を尊重することです。

たとえば子どもが着替えを見られるのを嫌がるようになったら、親はその気持ちを理解し、受け止める姿勢が必要です。

ネグレクト〜子どもの健康と安全を脅かす

冒頭でも少し述べたとおり、ネグレクトは育児放棄とも呼ばれ、必要な世話をせずに子どもを放置しておくことを意味します。なかでも、食事をさせない、お風呂に入れない、服を着替えさせないなど、子どもが毎日健やかに成長するために欠かせない身体的なニーズを満たさないことを「身体的ネグレクト」といいます。

二〇一〇年には、大阪市でシングルマザーの母親が、三歳と一歳九か月の乳幼児二人をアパートに置き去りにして恋人と過ごすなど、頻繁に家を空け、ついには子どもたちを餓死させたという痛ましい事件が起きました。また、両親が赤ちゃんを車内に放置したままパチンコに夢中になり、熱中症で死なせてしまったという事件が続き、社会的問題になったこともみなさんの記憶に新しいでしょう。

このような命にかかわるネグレクトは稀なケースかもしれませんが、たとえば子どもの視力が〇・一しかないのに眼鏡を買ってやらない、予防接種を受けさせない、病気になっても病院へ連れて行かないといった事例は、じつは頻繁に起きています。

先にも述べたとおり、わたし自身、昼寝中の二歳の子どもを密室に置き去りにしたまま仕事に出かけた経験があります。幸い大事には至らなかったものの、あれもネグレクトといえます。

アメリカの多くの州では、一定の年齢に達していない（おもに小学生以下の）子どもを一人で留守番させておくと、ネグレクトとして法律で罰せられ、場合によっては逮捕されます。わたしの子ども時代、共働きの家庭の子どもはたいてい親から鍵を持たされ、学校が終わると一人で留守番をしたり、遊びに出かけたりしていたものですが、アメリカでは考えられないことです。

最近は日本でも、子どもが小学生になるまでは、近所であっても一人で遊びに出かけさせない、買い物などのお使いも一人でさせない、お稽古ごとの送り迎えは大人が必ずする、という家庭も多いでしょう。子どもが安全に遊べるようにという配慮から、公園などで大人が見守りをする地域も出てきているようです。

「放任主義」という言葉を、子どもに自由を与える寛容的な教育方針として見ることがありますが、社会的な安全が脅かされつつある現在では、「放任＝ネグレクト」と考えられなくもありません。そのあたりのとらえ方は非常に難しく、正解も決して一つではないでしょう。ただ、子ども自身の力で安全な環境が保てないうちは、大人が責任をもって彼らを守る義務があると考えます。

脳の健やかな発達を促すスキンシップ

そのほかに多く見られるのが、わが子が泣いていても無視し続ける、スキンシップをまったくとらない、話を聞こうとしないといったネグレクトです。

赤ちゃんがぐずっていることに気づいてはいるけれど、ゲームがおもしろくて手が止められない。子どもが帰宅したのはわかっているけれど、メールやラインの返信に夢中で顔すらあげない。話しかけにも聞こえないふり。日々の世話は一応できていても、このようにコミュニケーション不足が過度に続くようなら、これもまたネグレクトです。

特にスキンシップは、子どものこころの発達にとって非常に大きな役割を果たすため、親子の触れ合いがあまりにも少ないと、ある意味、精神的なネグレクトといえるでしょう。

二〇年、三〇年前と比べ、いまでは仕事をもつ母親も増えています。職場から急いで子どもたちを保育園や学童クラブに迎えに行き、帰宅したらすぐに食事のしたく。食事をしているあいだも洗濯機を回し、子どもたちがお風呂に入れば食器洗いを始める。子どもたちが眠りについたら明日の準備。このように短い時間をやりくりしながら日々奮闘している人も多いはずです。父や母のそのような姿を見て子どもは自立を覚え、親への尊敬を深めていきます。

しかし、子どもにとって欠かせないのは、親に甘える時間です。親としっかり目と目を合わせ、そのぬくもりを肌で感じながら、笑顔を交わす——そんな時間が何よりも必要なのです。

家事や仕事、メールの返信は明日でもできるでしょう。しかし、一日一日変化をしている子どもの成長の瞬間は、二度と訪れないのです。

たとえ短くとも、子どもとこうしたコミュニケーションをとる時間をつくってください。これは子育てをしてきた一人の親として提言したいことですが、同時に、小児精神科医としても特に主張したいことです。というのも、こうしたスキンシップ、コミュニケーションは、科学的見地から考えても、子どものこころや脳の発達に大きく影響を与えるものだからです。

ネグレクトなどによる「愛着障害」を防ぐには

昨今、「愛着障害」という言葉を耳にする機会が増えました。

この「愛着」という概念は、英語では〝attachment（アタッチメント）〟といい、「子どもと特定の母性的人物（もちろん父親でも構いません）との間に形成される、強い結びつき」を指します。つまり、親子（あるいは養育者と子ども）の関係の根幹をなすものです。

子どもは親の腕に抱かれ、親と見つめ合い、微笑み合うことで安心感、信頼感を身体で覚えていくものです。この「愛着」の感覚が健やかに育つことで、子どもは成長とともに、少しずつ外の世界へと踏み出していけるのです。親に愛されているという自信と安心感さえあれば、健全にこころの成長を遂げていきます。

たとえ困難にぶつかっても、ぼく／わたしは安全な場所に戻ることができる。いつでもそばに、安心できる人がいる――このような「こころ」の安定が、ひいては子どもの社会性をも育むのです。

愛着障害（反応性愛着障害〈Reactive Attachment Disorder〉）とは、安全が脅かされるような体験をしたときに、こころを落ち着けるために戻る場所がない状態を指します。親が子どもに対して虐待やネグレクトなどのマルトリートメントをする、あるいは養育者が何度も替わるなどが原因で、子どもにとっての安全な場所が用意されていない状態です。

第二章で詳しく記すこととしますが、わたしたちの研究では、愛着障害があると子どものこころが不安定になるばかりか、脳神経の一部においても正常な発達が阻害されてしまうことがわかっています。

その結果、成人してからも健全な人間関係を結べない、達成感への喜びが低く、やる気や意欲も起きないなど、さまざまな問題を抱えてしまうことになります。子どもの未来を守るためにも、幼少期に親子関係をしっかり築くことが、非常に重要です。

手をつないだり、抱っこをすることを軽く見てはいけません。おとなしくテレビを見ているから、あるいは楽しそうにスマートフォンやタブレットで遊んでいるからといって、子どもを放っておかないでください。

このごろでは「スマホ育児」といって、乳幼児にこれらの端末を知育玩具として与えている家庭も多く見られます。子どもがそうした端末に夢中になっているあいだ、親は少しだけ心身に余裕ができ、ほっとできるという声もあります。便利なツールを取り入れて子育てに余裕をつくることは、親の精神上、望ましいことでもあるでしょう。

しかし、何事もバランスが大切です。自分の時間がもてたぶん、子どもと向き合うときにはスキンシップなどのコミュニケーションをたっぷりとりたいものです。

スマホ育児をネグレクトにしないために

内閣府は平成二九年五月、「低年齢層の子供のインターネット利用環境実態調査」のなかで、「子供のインターネット接続機器の利用状況」の結果を発表しました。

調査によると、なんと二歳児の三七・四％、三歳児の四七・五％、九歳児ともなると八九・九％が、スマホやタブレットなどのインターネット接続機器を使用していることが判明。利用の平均時間は一日六〇・九分という驚くべき実態が明らかになりました。

スマホの影響だけではないはずですが、最近は、ひとり遊びが上手で「育てやすい」子も増えていると聞きます。ご自身の子育てを振り返って、スキンシップなどのコミュニケーションが足りているかをもう一度見直してみてください。もし、親子のあいだにぬくもりや笑い、声かけや会話が足りていないと感じたら、意識してコミュニケーションの時間をつくり、子どもに、「あなたの安全基地はここにあるよ」、と身体で伝えてみてはいかがでしょうか。

スキンシップに慣れていない子どもは、最初は嫌がったり逃げたりという素ぶりを見せるかもしれませんが、軽い遊び感覚で膝の上にのせたり、くすぐり合いをしてみたりと、意識して触れ合う時間をつくっていくことが大切です。眠りにつく前に、今日は子どもに何回触れたか、どんな声かけをしたかを振り返ることを習慣にしてみるとよいでしょう。

これは母親に限らず、父親にもいえることですが、家庭という場所や、時間を子どもと共有していても、きちんと向き合うことをせずに自分の生活や欲望ばかり優先させているならば、その行為はネグレクトといえます。

精神的マルトリートメントとは

ネグレクトと並んで軽視されてしまいがちなのが、心理的・精神的なマルトリートメントです。

警察庁生活安全局少年課の調べによると、平成二八年、児童相談所に通告のあった五万四二二七人の虐待被害児童のうち、「心理的虐待」として報告のあった件数は、三万七一八三件で、全体の六八・六％。身体的虐待の一万一一六五件（二〇・六％）と比べてもかなり比率が高く、ゆうに半数を超えています（「平成二八年における少年非行、児童虐待及び児童の性的搾取等の状況について」平成二九年三月発表）。

たとえば児童相談所からわたしの診療室に連れてこられたある女の子は、かわいい名前があるにもかかわらず、親から「ゴミ」と呼ばれていました。このままでは健全な発達ができるとは到底思えない状況でした。

心理的なマルトリートメントとは、このようにこころに外傷を与え、こころを侵害するような行為のことです。「バカだ」、「クズだ」などと蔑む、差別や脅し、罵倒を繰り返すなど、「言葉」による行為が多いため、英語では「バーバル・アビュース（verbal abuse）」とも呼ばれます。

「お前なんか生まれてこなければよかった」、「あんたがいなかったら、結婚もしなかったし、こんなに苦労もしなかったのに」、「本当に何をやらせてもダメだ、死んだほうがマシだ」といった、子どもの存在そのものを否定するような言葉も多く聞かれます。ここまでの暴言ではないにせよ、罵るような言葉をつい口にしてしまった、というのはよくあることでしょう。

きょうだいを比較しすぎるようなことでも、子どもは傷つきます。たとえば兄の成績を引き合いにして弟にダメ出しをする、親戚の前で妹ばかり褒めて姉のことは無視するというのも、状況や程度によってはマルトリートメントにあたります。

さらに、自分に向けられた言葉でなくても、子どものこころを傷つけることがあります。母親が父親をひどく中傷したり（またはその逆の場合もあるでしょう）、祖父母が両親の悪口を言ったりするのを聞くと、子どもは大好きな母親（あるいは父親）が、いやしめられることで悲しむだけでなく、血のつながりを悲観し、自分まで否定された気になるのです。

子どもの人格を否定する言葉は「しつけ」にならない

体罰の項でも述べましたが、しつけとマルトリートメントは違います。

しつけとは、子どもの行動を正し、生きていくうえで必要なスキルやマナーを身につけさせることです。

子どもが他人に向かって物を投げつけたとしたら、「相手を傷つけることになるから、そういうことはしてはいけない」と、道理を教えるのがしつけです。「人に物を投げるなんて、お前はクズだ」、「だからあんたはダメなのよ」などと言うのは、決してしつけではありません。

罪を憎んで、人を憎まず——。

正すべきはその行動自体であって、成長段階にある子どもの人間性ではありません。人格を否定したところで、子どもは決して「人に物を投げてはいけない」という教訓を学びはしません。代わりに、「自分はだめな人間なのだ」という強いメッセージを受け取り、それが自己肯定感の低下につながります。何をするにも自信がもてなくなるばかりか、人の顔色を始終うかがい、その場しのぎの嘘や出まかせを、頻繁に口にするようにもなるのです。

子どもにとって、親の評価というのは絶対です。みなさんも子どものころはそうだったのではないでしょうか。成長して社会を知るようになれば、「大人だって間違えることはある。いつだって正しいわけじゃない」と、比較的冷静に受け止められるようにもなりますが、それでも親に言動を打ち消されるということは、何歳になってもこたえるものです。小さいうちはなおさらです。

幼い子どもにとって親から否定されるということは、全世界から否定されるのと同じです。たとえその場では口ごたえをしたり、聞いていないような素ぶりを見せても、子どもはちゃんと聞いています。そして、こころも身体もショックを受け、傷つくのです。

親のほうはといえば、子どもから望ましい反応が得られないと、ますます冷静さを失い、子の状況など目に入らず、さらにきつい暴言を吐いてしまうこともあります。

いつしか、とげとげしい物言いが当たり前のようになってしまう家庭もあります。暴言の一つ一つは小さな毒かもしれませんが、感受性が強く、柔らかな子どもの脳には、ボディーブローのように、ダメージが少しずつ積み重なっていきます。

毎日の生活のなかで習慣化してしまうと、当の本人はなかなか気づかないものです。一度、自身の子育てを振り返り、ふだん子どもに対して使っている言葉、口調を見直してみてください。最近、少しきつくなっているかもしれない――そう感じたら、今日から軌道修正をしていきましょう。そして、その反省の気持ちをぜひ言葉にして伝えましょう。

子どもは許すことにおいて、天才です。

子どもは親からの評価があってこそ健やかに育つ

子の頑張りを親が否定してしまうということも、子育ての場面ではよくあることです。子どもが一生懸命何かに打ち込んでいるとき、本来ならばその姿勢を褒め、評価すべきであるのに、親の必死な気持ちが先走り、「いや、もっとできるはずだろう」、「なぜこんなこともできないの？」などと言って、子どもを傷つけてしまうことは多々あります。これはわたし自身の子育てを振り返っての反省点でもあります。

先日、次女からこんなことを言われました。

「子どものころ、人前で何度も暗算の練習をさせられたでしょう？　うまくできないからと笑われて、とてもいやだった」

十年以上たったいまでも、つらい思い出として深くこころに刻まれているそうです。そういえば、彼女が小さいころ、苦手な暗算をどうにか克服させようと頑張っていた時期がありました。当時は、「プレッシャーに強い子にすること」が、わたしの子育て方針の一つだったのです。たしかに人前で練習させたこともありました。そして間違えると、愚痴まじり、謙遜まじりに「困ったことにねえ」と他人に苦笑いしてみせたのでしょう。わたしはそのことをちっとも覚えていませんでしたが、彼女はずっと忘れずにいたのです。

大勢の人の前であがらずに実力が発揮できるのはすばらしいことです。しかし、人間が生きていくうえでもっとも重要なことではありませんし、子どものプライドを傷つけてまで教え込むべきことではないと、いまならわかります。

親には子どもへの教育の義務があり、子の将来を思えば必死になるのも致し方のないことですが、冷静さを欠いた教育、しつけは、結局のところ子どもを傷つけ、成長の「のびしろ」を縮めてしまうこともあるのです。このことは、わたし自身の苦い経験とともに、いま子育てをしているみなさんに強くお伝えしたいところです。

子どもにとって親に認められることは、人生の基盤になります。その事実を、われわれ大人は今一度しっかりと認識する必要があります。

面前DV〜両親間の暴力・暴言を見聞きすること

精神的なマルトリートメントの多くは、子どもに対して強い言葉を使って脅したり、否定的な態度を示したりするものです。それに加えて近年では、直接子どもに向けられた言葉ではなく、たとえば両親間のDVを目撃させるような行為（面前DV）も、子どものこころと脳の発達に悪影響があるとして、精神的なマルトリートメントであると認識されるようになりました。

児童虐待防止法では、二〇〇四年の改正後、第二条の児童虐待の定義のなかに、

「児童が同居する家庭における配偶者に対する暴力（配偶者〈婚姻の届出をしていないが、事実上婚姻関係と同様の事情にある者を含む。〉の身体に対する不法な攻撃であって生命又は身体に危害を及ぼすもの及びこれに準ずる心身に有害な影響を及ぼす言動をいう。）」

という文言が含まれています。

先に引用した警察庁の調査でも、平成二八年に通告のあった「心理的虐待」の内訳をみると、面前DVは、全体の四六・一％を占め、以前より増えてきていることがわかりま

した。

ＤＶとは、前述のとおり「ドメスティック・バイオレンス」、いわゆる家庭内暴力のことで、特に夫婦・恋人間の精神的・肉体的苦痛や暴力を指します。

内閣府男女共同参画局「配偶者からの暴力被害者支援情報」によると、平成二七年度（平成二七年四月～平成二八年三月）、婦人相談所や福祉事務所といった全国二六二か所の「配偶者暴力相談支援センター」に寄せられた、配偶者による暴力の相談件数は、約一一万一六〇〇件（平成二八年九月一六日発表）。平成二一年度の同調査結果（七万七三三四件）と比べ、四四％も増加しています。相談は圧倒的に女性からが多く、平成二二年度は七万六六一三件、二七年度は一〇万九六二九件。一方、男性からの相談は、全体の約一～二％という割合です。

このように相談件数は圧倒的に女性が多いことから、ここでは女性を例に引きますが、「自分にはひどい夫でも、子どもにはよい父親だ」という証言を、被害にあっている人たちからよく聞きます。

しかし、それは大きな間違いです。子どもは、暴力や暴言の被害に直接あっていなくても、それを目の前で見せられ、聞かされている時点で被害者なのです。いくら子どもにやさしい父親でも、子どもの気持ちを無視し、傷つけているのですから、決してよい父親などではありません。

子どもが直接被害を受けていないため、これまで子どもの発達との関連性はあまり指摘されてきませんでしたが、両親間のDVを目撃すると、実際、子どものこころと脳には多大なストレスがかかります。仮に目の前では起きていなくても、子どもというのは敏感に家庭内の出来事を察知しているものです。そして多くの場合、自分が家族を守れなかったことに対し、罪悪感をもちます。

あるいは、自分だけが被害にあっていないことに罪悪感を抱き、自分もまた加害者として加担していると思い込んでしまうケースもあるようです。こうした罪悪感もまたトラウマ（こころの傷：心的外傷）となって、子どものこころと脳を蝕《むしば》んでいきます。

講演会や診療の現場など、機会があるごとに面前DVが子どもに与える影響についてお話しし、夫婦げんかはメールやラインでするようアドバイスしています。これは決して冗談ではありません。話し合いがヒートアップしそうなことがあれば、少なくとも子どもが見聞きしない場所でする。ぜひ、このルールをご家庭に導入してください。

また、東京大学大学院医学系研究科のキタ幸子氏らは、DV被害を受けた母親三八名、およびその子ども五一名を対象に、加害者である父親から隔離された母親と子どもの健康状態に関する調査を実施しました。その結果、「DV家庭にいた子どもの情緒・行動的発達へのDV加害者である父親との面会交流がおよぼす影響」がわかってきました。

父親との面会が子どもの健康に与える悪影響として、内向的問題（たとえば、ひきこもり、身体的訴え、不安／抑うつ症状）が、父親とまったく面会しない子どもに比べて、一二・六倍も増えることが判明したのです。研究ではDVの加害者が父親であるケースを取り上げていますが、DV加害者が母親である場合でも、同じことがいえると推測できます。

このことからも、DV加害者である父親（もしくは母親）と面会することは、慎重な判断が必要です。子どもの養育をめぐっては、現在、政治的にもさまざまな動きがありますが、子どもの健康や安全を第一に考えた早期介入や、養育環境の早急な整備が必要になってきています。

より脳に大きなダメージを与える言葉のDV

　では、面前DVがもとで生じるトラウマは、子どもの脳にどのような影響をおよぼすのでしょうか。

　わたしがアメリカ・ハーバード大学と共同研究を行ったところ、子ども時代にDVを目撃して育った人は、脳の後頭葉にある「視覚野」の一部で、単語の認知や、夢を見ることに関係している「舌状回《ぜつじょうかい》」という部分の容積が、正常な脳と比べ、平均しておよそ六%小さくなっているという結果が出ました。

　その萎縮率を見てみると、身体的なDVを目撃した場合は約三%でしたが、言葉によるDVの場合、二〇%も小さくなっており、実に六〜七倍もの影響を示していたのです。つまり、身体的な暴力を目撃した場合よりも、罵倒や脅しなど、言葉による暴力を見聞きしたときのほうが、脳へのダメージが大きかったということです。

　DVの目撃による深刻な影響は、別の調査でも明らかになっています。詳しくは第二章で触れますが、ハーバード大学の関連病院の一つであるアメリカ・マサチューセッツ州マクリーン病院において、身体的虐待・精神的虐待とトラウマ反応との関連を調査したマーチン・タイチャー氏の研究によると、トラウマ反応がもっとも重篤なのは、「DV目撃と暴言による虐待」の組み合わせだということでした。

外から見える傷はなくても脳は傷ついている

精神的なマルトリートメントを受けても、外傷は残らないし、死に至ることもない——。本当にそうでしょうか？

確かに直接的な意味では、精神的なマルトリートメントで死に至ることもなければ、事件になることもほとんどないでしょう。やせ細った身体に、無数のあざといった、目に見えてわかる痛ましい姿はそこにはありません。しかし、「こころ」、すなわち「脳」には大きな傷が残ります。そしてその傷の影響は、じわじわと子どもに現れてきます。あるいは忘れたころに突然出現し、後遺症として子どもを苦しめることになるのです。

DVの目撃によって「舌状回」が萎縮するというのは、ほんの一例です。研究では、マルトリートメントの内容（種類）に応じて、脳の別の部位も変形することがわかっています。

その結果、うつ状態になる、他人に対して強い攻撃性を示すようになる、感情を正常に表せなくなるといった症状が出てくる場合があります。拒食症、自傷行為などで身体を傷つける、薬に依存するなど、健康的な日常生活を送ることが困難になるケースも決して少なくないのが現状です。最悪の場合、犯罪や自殺に走る場合もあります。

精神的なマルトリートメントは、決して軽微な虐待などではありません。目には見えないものの、真綿《まわた》で首を締めるように、長い年月をかけてじわじわと被害者を苦しめる、非常に残虐な行為なのです。

代理ミュンヒハウゼン症候群〜注目を浴びたいために子どもを傷つける

これまで解説してきた従来の「虐待」の定義からは少し外れますが、マルトリートメントにつながる症例として、「代理ミュンヒハウゼン症候群」という病気についてもここで触れておこうと思います。

ミュンヒハウゼン症候群とは精神疾患の一つで、周囲の同情や関心を引くために、自ら病気を装ったり、自身の身体を傷つけたりするという疾患です。その対象を自分以外の者に向けるのが「代理ミュンヒハウゼン症候群」で、自分の子どもを対象とすることが多いことで知られています。

このケースで有名なのは、アメリカで起きた事件です。八歳の少女が難病と闘っているとしてメディアに登場し、全米で多くの同情を集めました。ところが実際は、母親が少女に毒物を飲ませ、点滴などに異物を混入させていたのです。

日本でも、厚生労働省の調査報告書が、心中以外の子どもの虐待死における加害の理由として、「代理ミュンヒハウゼン症候群」をあげた例は、過去一〇年間に四件ありました(平成二八年九月「子ども虐待による死亡事例等の検証結果等について」、第一二次報告)。

実際にこの症例と遭遇した経験が、わたしにもあります。

ある母親が、四歳の女の子を連れて受診に来たのですが、「子どもが毎晩頭痛を訴え、不眠がちで夜中に泣き騒ぐ」と言うのです。血液検査、脳の画像検査などさまざまな方法で診察してみたものの、異常は何も見つかりません。最終的には児童相談所が介入し、しばらくその子どもを施設に引き取って様子を見たところ、母親の虚言であることがわかりました。

この疾患をもつ人（多くのケースでは、養育の中心となる母親）は、子どもを故意に病気にしたり障害者にしたりしてしまうわけですが、たいていの場合、人前では献身的な母親／父親を演じます。家族や知人の関心を引き、賞賛や同情を集めようとします。子どもが病気にもかかわらず嬉々《きき》として世話をする、病状に不自然な点が多いなど、虚偽を匂わせる兆候はあるものの、巧みに計画されていることも多いため、医療関係者でさえなかなか見分けがつきません。その結果、不要な投薬、注射、場合によっては手術まで施し、子どもの本来の健康を損なってしまうケースもあります。このように、不必要で有害になり得る医療的ケアを子どもが受けることから、「子ども医療虐待（medical child abuse：MCA）」と呼ぶこともあります。

代理ミュンヒハウゼン症候群は、なかなか発覚しにくい病気でもあるため、潜在的な数はもっと多いのではとも考えられています。

最近では、SNSなどにわが子の苦しむ姿を投稿する親を見るようにもなりました。わざと子どもを病気にする親はごく一部に過ぎませんが、「わが子を使って注目を浴びたい」という願望のある人は、案外多いのかもしれません。

そうした傾向は、医師としては少し気にかかるところです。子育て支援などで多くの親子とかかわっている方たちには「何かおかしいと感じたときには、その親子を注意して見守るようにしてください」、そうお願いしています。

ここまで数々のマルトリートメントについて、大まかに分類しながら、顕著な例を中心に述べてきました。というのも、マルトリートメントが子どもの脳に与える影響について研究してきたところ、次のようなことがわかってきたからです。

・子どもの脳は、マルトリートメントを受けることで変形する
・マルトリートメントの内容（種類）によって、脳の変形する場所が違う

子どもの脳というのは、生まれてからずっと成長・発達途上にあり、われわれ大人が想像している以上に柔らかく、傷つきやすいものです。そして、いちばん身近で安全な場所であるはずの親から「攻撃」を受けると、とりわけ深いダメージを受けてしまうということ

とが明らかになってきました。またダメージを受ける場所は、「攻撃」の種類によって異なります。

第二章では、それぞれのマルトリートメントが、子どもの脳にどんなダメージを与えるのか、そしてそれが子どもの将来にどう影響を与えていくのかについて、さらに詳しく解説していきたいと思います。

第二章　マルトリートメントによる脳へのダメージとその影響

トラウマが子どもの発達を妨げる

心理学の分野では、近年まで、「児童虐待」の被害者は、社会心理的発達が抑制され、精神防御システムが肥大化するために、成人後も自己敗北感を抱きやすく、精神トラブルを抱えてしまうのだと考えられてきました。

つまり、トラウマがあるせいで、社会的・精神的に十分な発達を遂げることができず、成人しても「傷ついた子ども（inner child）」のままでいるということです。

また、傷ついたこころは、治療すれば再プログラミングすることができ、トラウマ体験の記憶は消すことができるという考え方が、主流でもありました。これはトラウマを引き起こす三つの要因——生物学的要因・心理学的要因・社会的環境——のうち、まわりの環境（社会的環境）を整え、物事をどのようにとらえるかという認知の方法（心理学的要因）を改善すれば、こころの傷は治癒するだろう、という考え方です。

しかし、脳の画像診断法をもとに研究を進めてきた結果、「児童虐待」は発達途上にある脳の機能や神経構造に永続的なダメージを与えることが明らかになってきました。マルトリートメントにより、脳が成長を止めてしまうといっても過言ではありません。その結果、深刻なトラウマを引き起こすわけです。要因は前述の三つのうち、生物学的要因にあたります。

本章では、生物学的要因としての、マルトリートメントが脳へ与えるダメージとその影響について説明をしていきます。

体罰によって萎縮する前頭前野

これまで述べてきたように、過度なマルトリートメントを受けた子どものこころは、ひどく傷ついています。しかし、「こころの傷」はどれだけ深く傷ついていても、目には見えず、漠然としていて実態ははっきりしません。

一方で、「こころ」が、脳という極めて複雑な臓器によってつくり出されていることは間違いありません。最近では、脳画像技術の進歩により、生きている人の脳を詳細に診《み》ることが可能になってきました。わたしたちはこの脳画像技術に注目し、脳を細かく調べることで、こころの傷も可視化することができるのではないだろうか——と考え、研究を始めました。

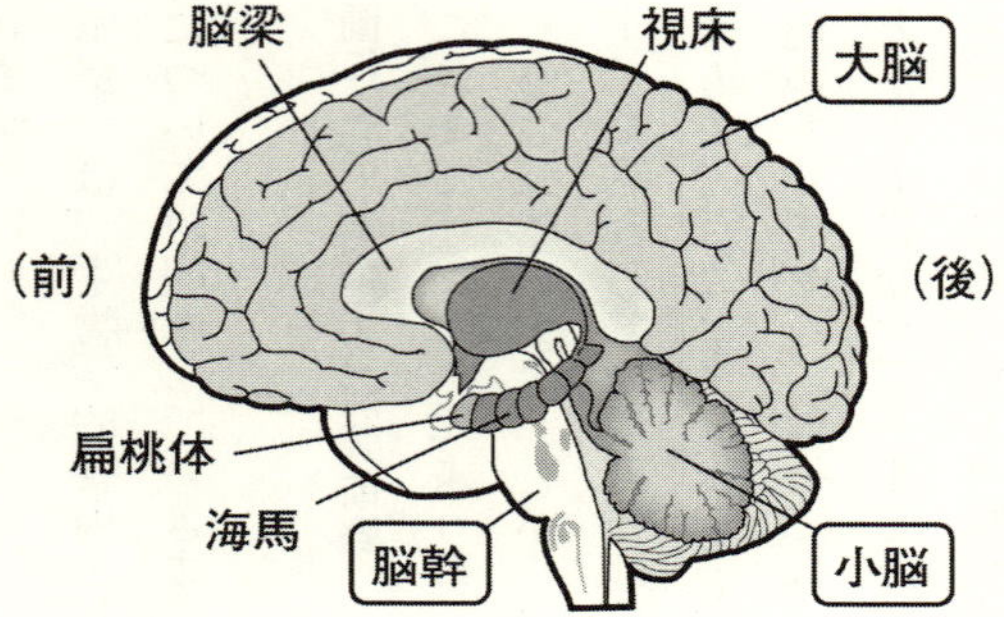

図2-1

マルトリートメントにかかわらず、脳に関する従来の研究では、ストレスの影響を受けやすい場所として、「海馬」（図2－1）や「扁桃体《へんとうたい》」（図2－1）、「前頭葉」（図2－2）という部位が注目されています。これらの部位について簡単に説明をしておきます。

脳は大まかに分けると、「大脳」、「小脳」、「脳幹」という三つの部分（図2－1）で構成されています。

「海馬」は、わたしたちの両耳のずっと奥に入ったあたりにある左右一対の器官で、断面の細長い形がタツノオトシゴのようにも見えることから、「海馬（タツノオトシゴの別名）」という名がついたといわれています。大脳から送られてくるさまざ

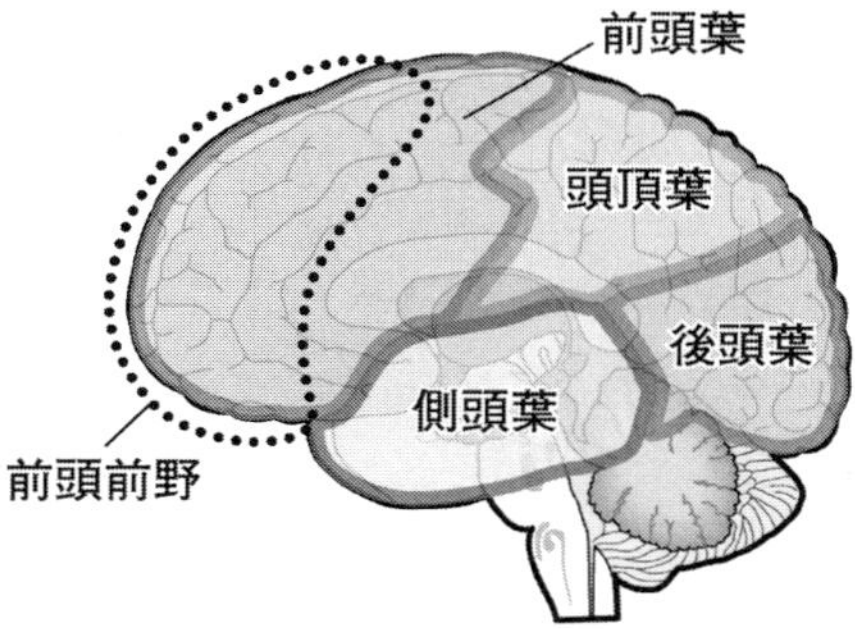

図2-2

まな情報を処理し、それらをもとに記憶をつくり上げるほか、その保管にもかかわっています。特に、感動や興奮がもたらされるときなど、強い情動が関係する出来事の記憶と深く関連した領域です。

「扁桃体」は、側頭部の内側にある一対のアーモンド（扁桃）のような形をした、情動に関する器官です。わかりやすく言うと、過去の体験や記憶をもとにした好き嫌いや、目の前にいる相手が敵か味方かなどの価値判断に関与し、特に危険と結びつく情報に対して敏感に反応します。

「前頭葉」は文字どおり大脳の前部に位置し、特に、「前頭前野」（図2－2）は学びや記憶にかかわっています。この前頭前野は、海馬や扁桃体の働きをコントロールするという重要な役目も担っています。危険や恐怖をつかさどる扁桃体が過剰に反応しないよう、適度にブレーキをかけて制御しているのもこの部分です。逆にいえば、前頭前野が十分に発達していないと、危険や恐怖を常に感じやすくなります。

二〇〇三年、ハーバード大学においてマーチン・タイチャー氏とともに研究を始めたときも、子どもの脳においてダメージを受けやすいのは、これらの部分であろうという予測をしていました。

それを実証するために、一八〜二五歳のアメリカ人男女およそ一五〇〇人に聞き取りを行い、以下のような体罰を受けた経験のある二三人を選び出しました。

- 体罰の内容：頬への平手打ち、ベルト・杖などで尻を叩かれるなど
- 体罰を受けた年齢：四〜一五歳の間
- 体罰を受けた相手：両親や養育者
- 体罰を受けていた期間：年に一二回以上で、三年以上

こういった調査を行うさいには、比較するグループも抽出する必要があるため、先にあげたような体罰被害の経験がない二二人から協力を得ました。この両方のグループに対して、高解像度の核磁気共鳴画像法・MRI（Magnetic Resonance Imaging）で脳を撮影。詳細な形態情報を収集し、VBM法（Voxel-based morphometry）という脳皮質の容積を正確に解析する手法を用いて、両方のグループの脳皮質の容積を比較しました。

その結果、厳格な体罰を経験したグループでは、そうでないグループと比べ、前頭前野（図2-3）のなかで感情や思考をコントロールし、行動抑制力にかかわる「（右）前頭前野（内側部）」の容積が平均一九・一％、「（左）前頭前野（背外側部）」の容積が一四・五％小さくなっていたことがわかりました（図2-4）。

さらに、集中力や意思決定、共感などに関係する「右前帯状回」（図2-3）が一六・九％減少していました（図2-4）。これらの部分が損なわれると、うつ病の一種である気分障害や、非行を繰り返す素行障害につながることが明らかになっています。

こうした身体的なマルトリートメントがもっとも大きく脳に影響するのは、六〜八歳ご

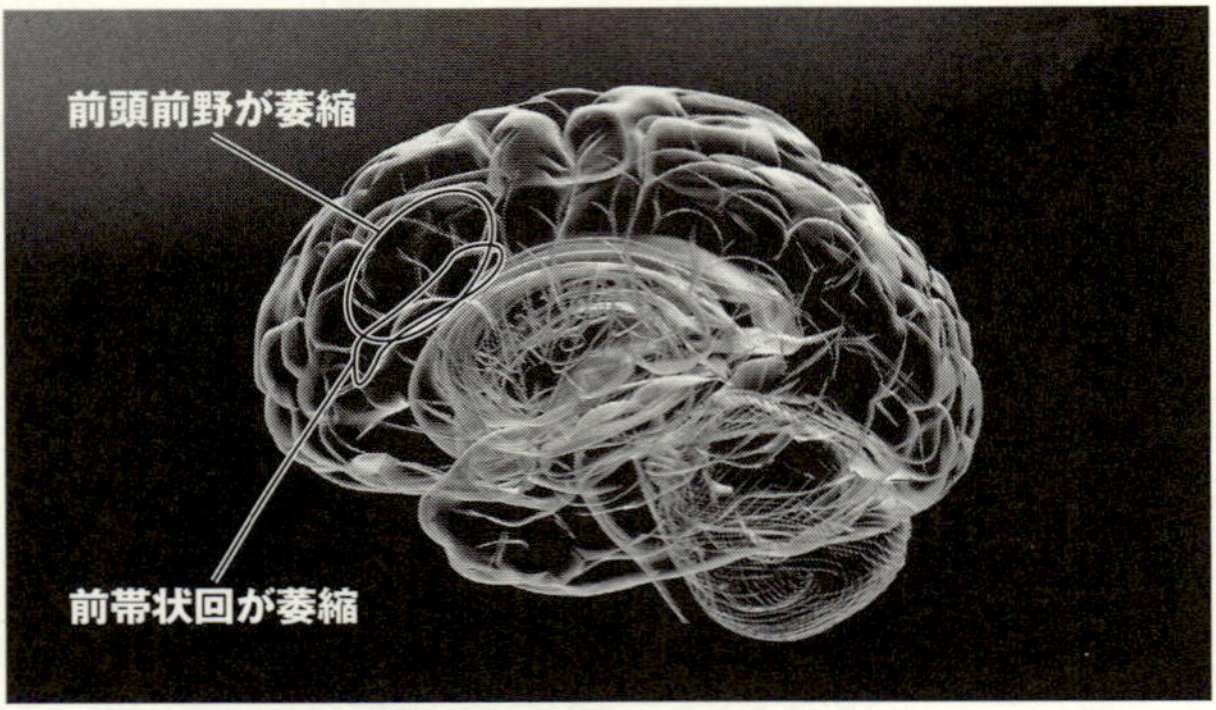

図2-3　厳格な体罰の脳への影響

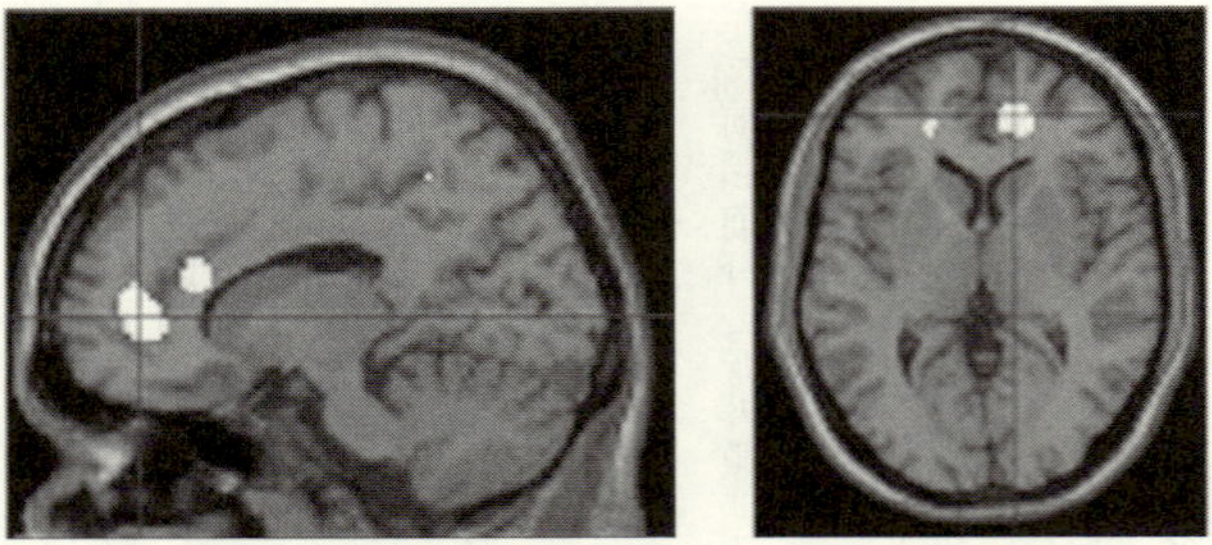

図2-4　左は脳を中央で縦断、右は横断で撮影したMRI画像。白い部分は容積の減少が見られた前頭前野と前帯状回の一部

ろに体験した場合だという結果も出ています。

また、過度な体罰を受けた人は、身体から脳の視床《ししょう》（74ページの図2－1）を経て、大脳皮質の感覚野に「痛みを伝える神経回路」が細くなっているということが、最近、別の研究で明らかになりました。これは、体罰によってもたらされる痛みに鈍感になるようにと、脳が適応している可能性が考えられます。

この新たな知見は別として、身体的マルトリートメントが前頭前野の領域に与える影響については、研究前に予測した範囲内の結果といってもよいものでした。

ところが別のマルトリートメントについて解析を進めていくうちに、予想もしないような結果が次々と現れてきたのです。その一例が、性的マルトリートメントです。

性的マルトリートメントによって萎縮する視覚野

性的マルトリートメントについては、一般から募集した、総勢五五四人のアメリカ人学生から体験を聞き取りました。

そして、「小児期に性的マルトリートメントを受けた経験のある」女子学生二三人と、

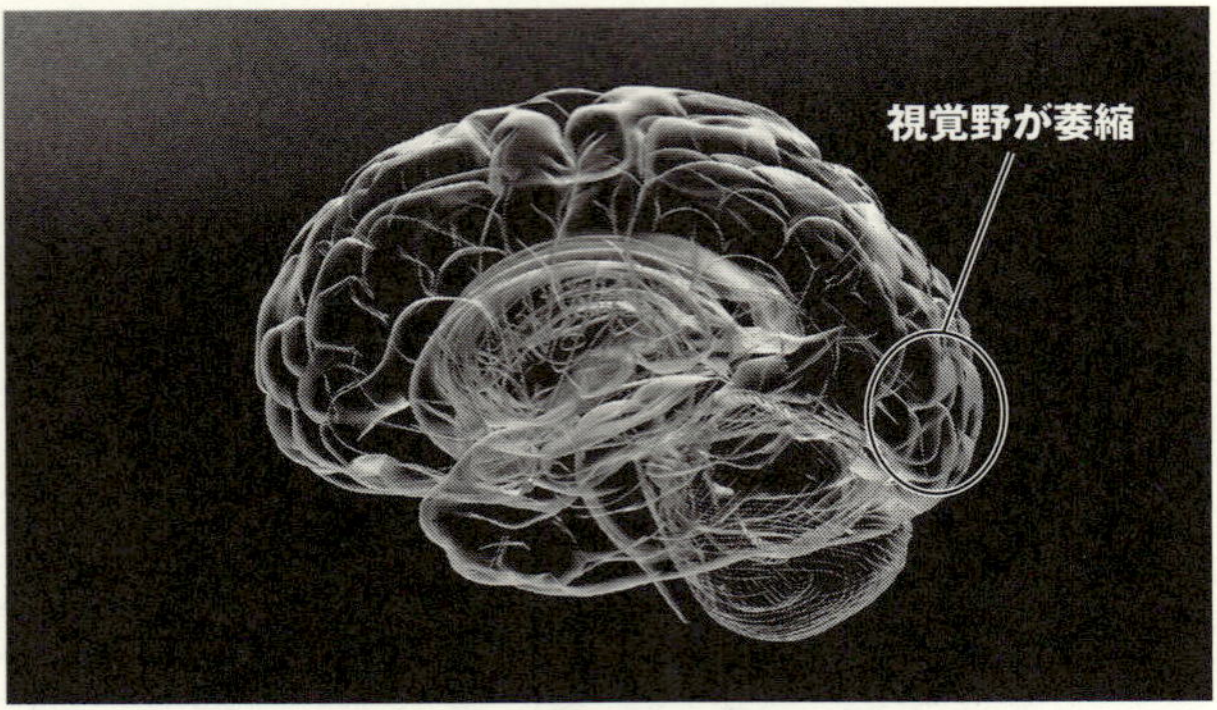

図2-5　子ども時代の性的マルトリートメントの脳への影響

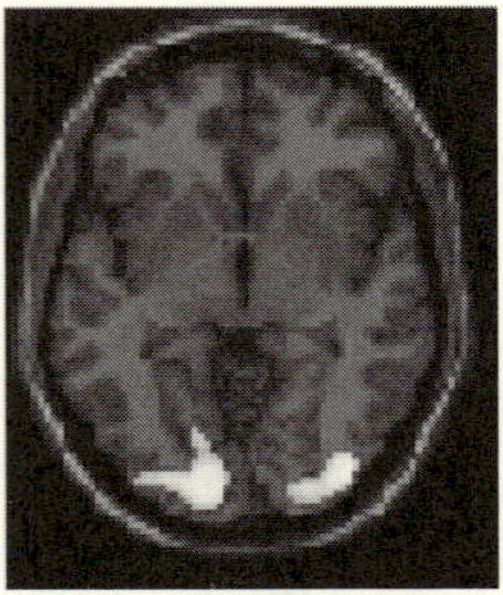

図2-6　白い部分は容積の減少が見られた視覚野の一部

「まったく被虐待経験がなく、精神的なトラブルも抱えていない」健常な女子学生一四人を対象とし、まずは、高解像度のＭＲＩで撮影。次にＶＢＭ法によって解析し、脳皮質の容積の違いを比較しました。

すると、性的マルトリートメントを受けたグループでは、健常なグループと比べ、後頭葉に位置する「視覚野」（図2－5）の容積が減少していたのです（図2－6）。

そこで今度は「フリーサーファー（FreeSurfer）」という解析手法を同じ対象者に用いて脳形態の違いを比較してみました。

フリーサーファーはアメリカ・マサチューセッツ総合病院で開発された画像解析ソフトで、大脳皮質の部位の容積や、皮質の厚さ、表面積をより詳細に測定することができます。脳内の二点間の距離など、通常の手法では正確に計測しづらい数値を測定できるのも、このソフトの強みです。

結果はやはり、VBM法によって得られた結果と同じ方向性を示すもので、性的マルトリートメントを受けたグループは、そうでないグループと比べ、左半球の「視覚野」の容積が八％減少していました。

特に影響が目立ったのは、視覚野のなかでも顔の認知などにかかわる「紡錘状回《ぼうすいじょうかい》」（図2－7）という部分です。マルトリートメントを受けていないグループと比べ、平均一八％小さくなっていました（図2－8）。

視覚野というのは文字どおり、視覚にかかわる領域です。目から入ってくる外界の情報

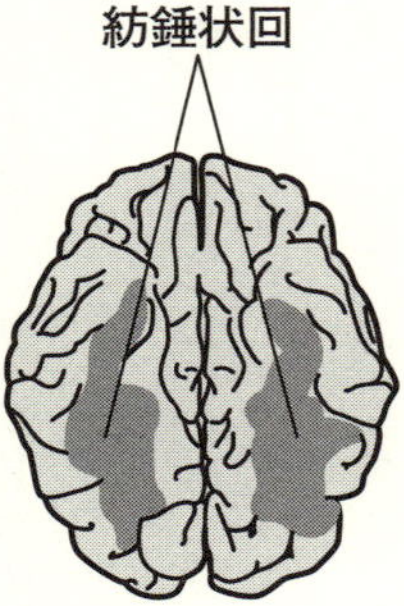

図2-7　脳を横断し、下から見た図

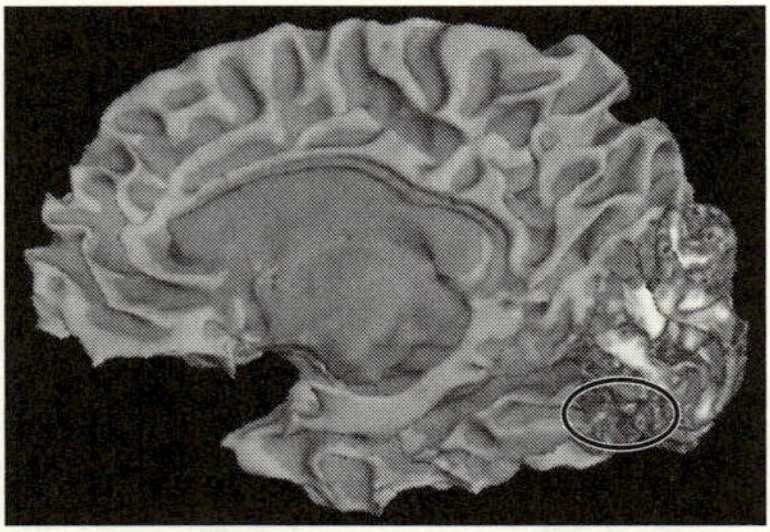

図2-8　フリーサーファーで解析した性的マルトリートメント経験者の脳の断面図。◯で囲んだ部分は縮小が見られた紡錘状回の一部

は、まず網膜で視覚的神経情報として処理され、視神経を経て大脳へと向かいます。その情報を受け取る場所が視覚野であり、なかでもいちばん先に情報を取り入れる場所を「一次視覚野」といいます。ここで、傾きや線分などの単純情報が抽出され、その情報は「二次視覚野」へと送られます。そこで処理された情報が、さらに「高次の視覚野」へ送られ

ていくという仕組みです。今回の画像検査では、特にこの一次視覚野の容積減少が目立ちました。

この結果は、思春期前の一一歳ごろまでに性的マルトリートメントを受けた学生で著しく際立っていました。しかも一一歳までに被害を受けた期間と、視覚野の容積減少のあいだには明確な相関関係が認められ、被害を受けた期間が長ければ長いほど、一次視覚野の容積が小さいことがわかっています。

イギリスの神経細胞学者であるローレンス・ガレー氏は、一次視覚野のシナプス（神経細胞ニューロン間の接合部）の密度は生後八か月でピークに達し、その後、しだいに密度が減っていき、一一歳ごろまでに成人レベルに達すると報告しています。つまり、一次視覚野が完成するのは一一歳ごろだということです。

このことと、今回の性的マルトリートメントの影響が一一歳以前で大きかったという結果には、一貫性があるといっていいでしょう。思春期前の脳の発達時期に重篤なトラウマを負ったことにより、一次視覚野に異変を起こしたのです。

では、この視覚野の容積減少は、何を意味しているのでしょうか。

視覚野は目の前のものを見るだけではなく、映像の記憶形成とも強くかかわる場所だと考えられています。つまり、「視覚的なメモリ容量の減少」につながっている可能性があります。

オランダの神経細胞学者ハンス・スパー氏らによる最近の研究によれば、一次視覚野は、「ワーキングメモリ」に関係するといいます。ワーキングメモリは前頭前野が特に発達している人間や類人猿に備わった独自のメカニズムで、外部からの情報を、処理可能な状態で一時的に脳のなかにとどめておくことができるというものです。

人間は、このワーキングメモリのおかげでさまざまな記憶を呼び起こし、過去の情報と照らし合わせて思考することができるわけですが、メモリには容量があります。被害者の脳はメモリ容量を減少させることにより、苦痛を伴う記憶を脳内にとどめておかないようにしているのではないかと考えられます。

この調査で、わたしたちは、マルトリートメント経験者とそうでないグループの両方に対し、視覚による記憶力を測定するテストも行いました。その結果、一次視覚野の容積が小さい人ほど、視覚による記憶力が低いことがわかりました。

また、全員右利きにもかかわらず、脳の左右の半球のうち、左半球の視覚野で影響が際立っているのも特徴的でした。これは何を意味するのでしょう。

右利きの場合、右の視覚野は「ものの全体像」を、左は「細部」をとらえるはたらきをします。左の視覚野が小さくなっているということは、見たくもない情景の詳細を見ないですむようにと、無意識下の適応が行われたと考えることができます。

また、この領域では、視覚に伴う感情処理も行われており、いやな出来事を思い出すたびに神経が活性化するといわれます。苦痛を伴う記憶を繰り返し呼び起こさないために、視覚野の容積が減少したと推測できます。

ダメージが起きやすい脳の感受性期

脳について知っておくべきことの一つに、年齢と発達との関係性があります。

人間の脳は、母親の胎内にいるときから思春期、場合によっては成人期まで、時間をかけてゆっくり発達していきます。どの部分も同じペースで発達するのではなく、それぞれの領域に特有の「育ちざかりの時期」が存在します。「感受性期」と呼ぶこの時期に、脳はストレスによるダメージを大きく受けます。

たとえば性的マルトリートメントの影響は、前述した「視覚野」以外にも、「海馬」、「脳梁《のうりょう》（大脳の左右半球をつなぐ線維の束）」、「前頭前野」におよび、それぞれ減少することがわかっています。

また、マルトリートメントを経験する年齢によって、影響を受ける場所が異なるということが、図２－９の三つのグラフから読み取ることができます。縦軸はそれぞれの部位における容積の変化、横軸は性的マルトリートメントを受けた年齢を示しています。

- 記憶と感情をつかさどる「海馬」の感受性期：三～五歳
- 右脳と左脳をつないでいる「脳梁」の感受性期：九～一〇歳
- 思考や行動にかかわる「前頭前野」の感受性期：一四～一六歳

この感受性期にも注目しながら、そのほかのマルトリートメントについても検証していきましょう。

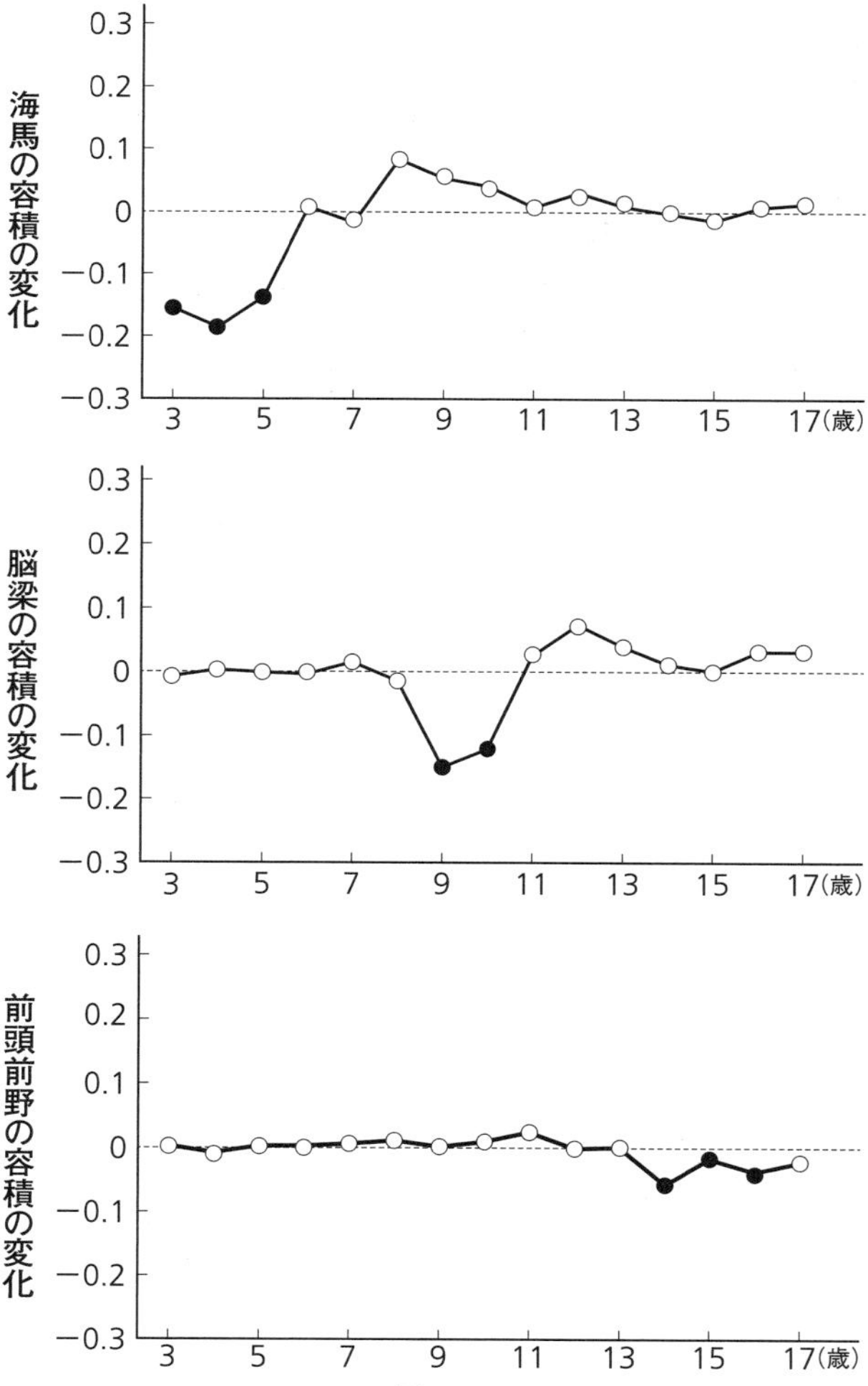

海馬の容積の変化
0.3
0.2
0.1
0
−0.1
−0.2
−0.3
3
5
7
9
11
13
15
17(歳)
脳梁の容積の変化
0.3
0.2
0.1
0
−0.1
−0.2
−0.3
3
5
7
9
11
13
15
17(歳)
前頭前野の容積の変化
0.3
0.2
0.1
0
−0.1
−0.2
−0.3
3
5
7
9
11
13
15
17(歳)

図2-9

暴言によって肥大する聴覚野

親から暴言を浴びせられるなどのマルトリートメントの経験をもつ子どもは、過度の不安感や、おびえ、泣き叫ぶなどの情緒障害、うつ、引きこもり、学校に適応できないといった症状や問題を引き起こす場合があります。このとき、脳にはどのような変化が起きているのでしょうか。

一八歳までの間に暴言によるマルトリートメントを受けた経験のある人たちと、そうでない人たちについても、ＭＲＩで脳を調べてみました。

体罰のときと同様、一八〜二五歳のアメリカ人男女およそ一五〇〇人に聞き取りを行いました。それから次のページの質問事項にも回答してもらい、まずはマルトリートメントの程度を数値化しました。

これらの結果を踏まえ、暴言によるマルトリートメントを受けたことがあり、身体的・性的被害は受けていないという二一人を抽出。同時に、比較するためのグループとして、マルトリートメント被害がまったくなく、精神的なトラブルも抱えていない一九人を選びました。

あなたが子どものとき（18歳以前）に
どれだけ（1度もない／2年に1回／1年に1回／1年に2～3回／毎月／毎週／週に2から3回／毎日）
あなたのお母さん／お父さんは

①あなたを叱りましたか？
②あなたに大声をあげましたか？
③あなたを罵りましたか？
④あなたの行為を責めましたか？
⑤あなたをいやしめましたか？
⑥あなたに危害を加えると脅かしましたか？
⑦あなたの気分を悪くするような悪口を言いましたか？
⑧あなたはバカで、行動が幼いと言いましたか？
⑨あなたが行わなかった行為に対して責めましたか？
⑩あなたを人前でばかにしたり恥をかかせたりしましたか？
⑪あなたを批判しましたか？
⑫明らかな理由なしに、あなたに対してヒステリックにどなりつけましたか？
⑬あなたは無能で、価値のない人間だといいましたか？
⑭あなたが無能で、価値のない人間だと感じさせることを言いましたか？
⑮あなたに対して声を荒げましたか？

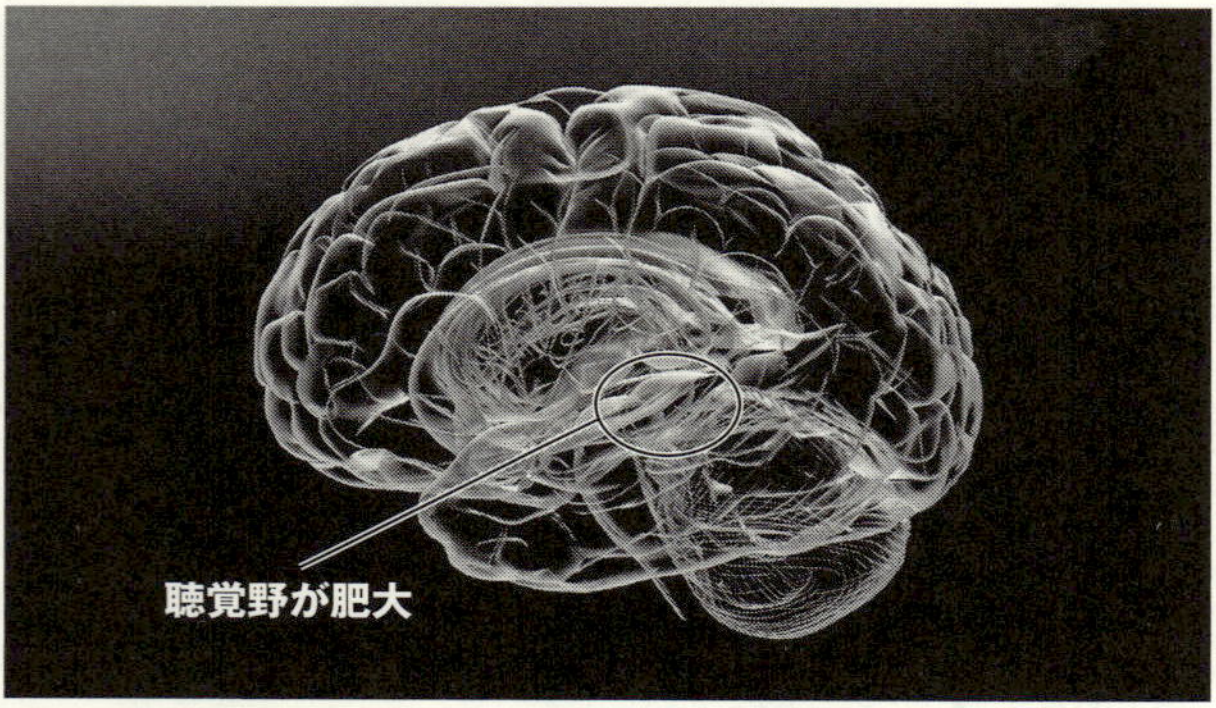

図2-10　暴言によるマルトリートメントの脳への影響

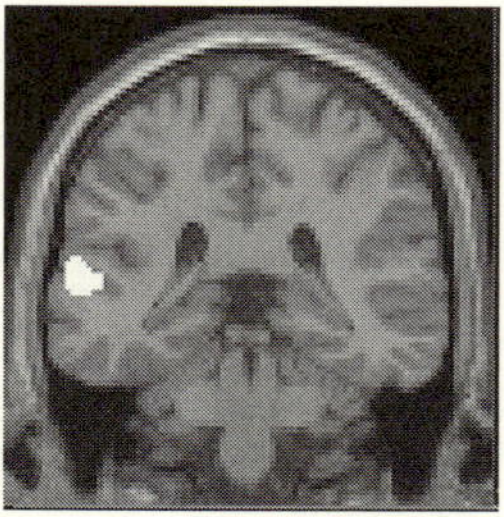

図2-11　白い部分は容積の増加が見られた左半球の聴覚野の一部

　すると、言葉によるマルトリートメントを受けたグループは、そうでないグループと比べ、大脳皮質の側頭葉にある「聴覚野」（図2－10）の左半球一部である「上側頭回灰白質」の容積が、平均一四・一％も増加していることがわかりました（図2－11）。

そして、八九ページの回答において、脳の容積への影響は、

- 両親からの暴言＞一人の親からの暴言
- 母親からの暴言＞父親からの暴言

という結果を得ました。

つまり、一人よりも二人、父親よりも子どもと接する時間が長いと推測される母親の暴言が、脳へのダメージという点でより大きい影響をおよぼしていたのです。

また、暴言の程度が深刻、かつ頻繁であればあるほど、脳への影響が大きかったことも特徴的でした。

聴覚野は、言語にかかわる領域で、他人の言葉を理解し、会話をするなど、コミュニケーションの鍵を握っています。

ではなぜ、暴言のマルトリートメントによってその場所の容積が増えていたのでしょうか。これには、脳の発達プロセスが関係しているといえそうです。

興奮を伝える役割をするシナプスが爆発的に増えるのは、前に述べたとおり乳児期で、成人の一・五倍の量だといわれています。その後、代謝が活発になるにつれてエネルギーが過剰になるため、脳のなかでは木々の剪定《せんてい》のようなことが起こります。茂りすぎた枝の刈り込みが行なわれるということです。余分なシナプスを刈り込むことで、神経伝達を効率化していくのです。

この大切な時期に、言葉の暴力を繰り返し浴びると、正常な刈り込みが進みません。結果、シナプスが伸び放題の雑木林のようになり、容積が増えると考えられます。ちなみに、聴覚野への影響が顕著に見られたのは、四～一二歳のころに言葉のマルトリートメントを受けた人たちでした。刈り込み時期ともちょうど重なる年代です。

脳の発達のごく初期段階は、遺伝子でほとんど決定されますが、その後の発達過程では、遺伝子に加えて環境の影響が加わります。つまり、遺伝子と環境が相互に作用し合うのです。発達が妨げられるような環境にあれば、それが脳に影響しないはずはありません。

脳内で必要な情報を伝達するには、シナプスを適度に刈り込み、残ったシナプスを丈夫に育てていくほうが効率的です。

では、シナプスがいつまでもうっそうと繁ったままになっていると、何が起きるのか。人の話を聞き取ったり、会話をしたりするさいに、余計な負荷が脳にかかってしまいます。そのせいで、心因性難聴となって情緒不安を起こしたり、人とかかわること自体を恐れるようになってしまうのです。

面前ＤＶによって萎縮する視覚野

みなさんには、親の激しいけんかを目撃したり、自分たちのいさかいを子どもに見せたりした経験があるでしょうか。

脳の研究以前にも、夫婦間のＤＶを頻繁に目にしたことのある子どもは、さまざまなトラウマ反応が生じやすく、知能や語彙理解力に影響があることが知られていました。

実際、ハーバード大学の女子学生を対象に調査を行ったさい、幼いころに両親の夫婦げんかを見て育った人たちのグループは、そうでないグループと比べ、ＩＱ（知能指数）と記憶力の平均点が低いという結果を得ています。

今回、一八〜二五歳のアメリカ人男女で、小児期に、両親間のDVを長期間（平均四・一年間）目撃してきた二二人と、そうした経験のない三〇人を対象に脳皮質の容積の比較検討を行いました。すると、DVを目撃したグループでは、そうでないグループと比べ、視覚野（図2-12）の容積が平均六・一％減少していることがわかりました（図2-13）。

その一方で、視覚野の血流は八・一％も増加していました。これは、この部位が過敏・過活動になっていることを示しています。特に、一一〜一三歳の時期にDVを目撃した人においては、視覚野にもっとも影響がおよぶという結果も出ています。

さらに驚くことに、両親間の身体的な暴力を目撃したときよりも、言葉の暴力に接したときのほうが、脳へのダメージが大きいことがわかりました。

具体的には、視覚野の一部である舌状回の容積が、身体的なDVの目撃では三・二％減少していたのに対し、言葉のDVでは一九・八％減少と、実に六倍もの影響が見られたのです。

別の調査でも、面前DVの深刻な影響が浮き彫りになっています。

前述のマクリーン病院において、身体的・精神的マルトリートメントとトラウマ反応と

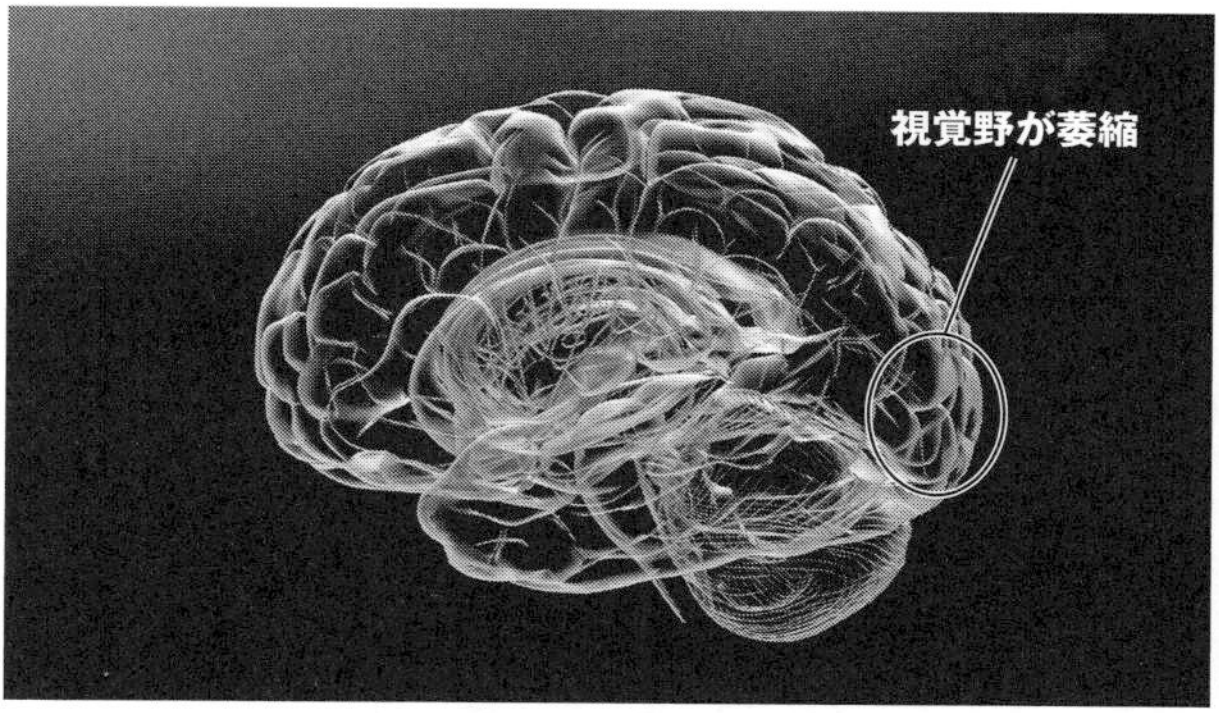

図2-12　面前DVによるマルトリートメントの脳への影響

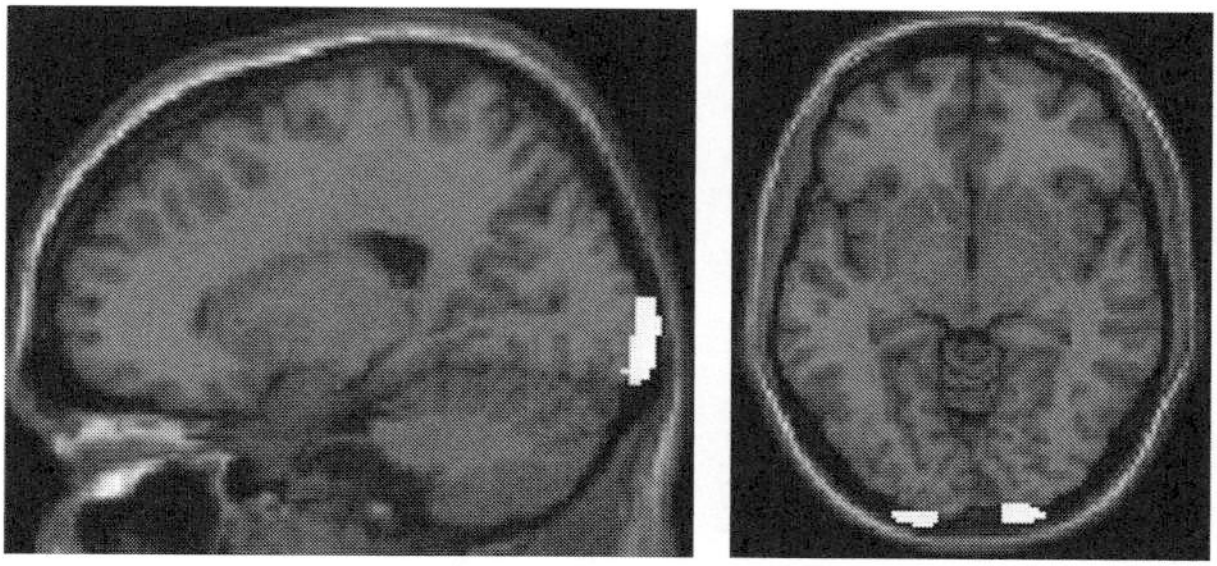
図2-13　白い部分は容積の減少が見られた視覚野の一部

の関連を調べたマーチン・タイチャー氏らの研究によると、解離症状をはじめとするトラウマ反応がもっとも重篤だったのが、「DV目撃と暴言によるマルトリートメント」の組み合わせでした。

つまり、身体的マルトリートメントやネグレクトを受けた人よりも、親のDVを目撃し、かつ、自分もこころない言葉で罵られるなどのマルトリートメントを受けた人のほうが、トラウマ状態が深刻だったのです。

報酬ゲームから見えてきた愛着障害の弊害

愛着障害のある子ども二一人と、そうでない子ども二二人についても、脳の容積の違いを調べてみました。すると、障害のある子どもは、左半球の一次視覚野の容積が二〇・六％も減少していることがわかりました（図2-14）。

これは、愛着障害の子どもが示す過度の不安や恐怖、心身症状、抑うつなどとも関連しているといえそうです。

また、愛着障害の子どもは、「報酬系（reward system）」の反応が低いことも最近の研

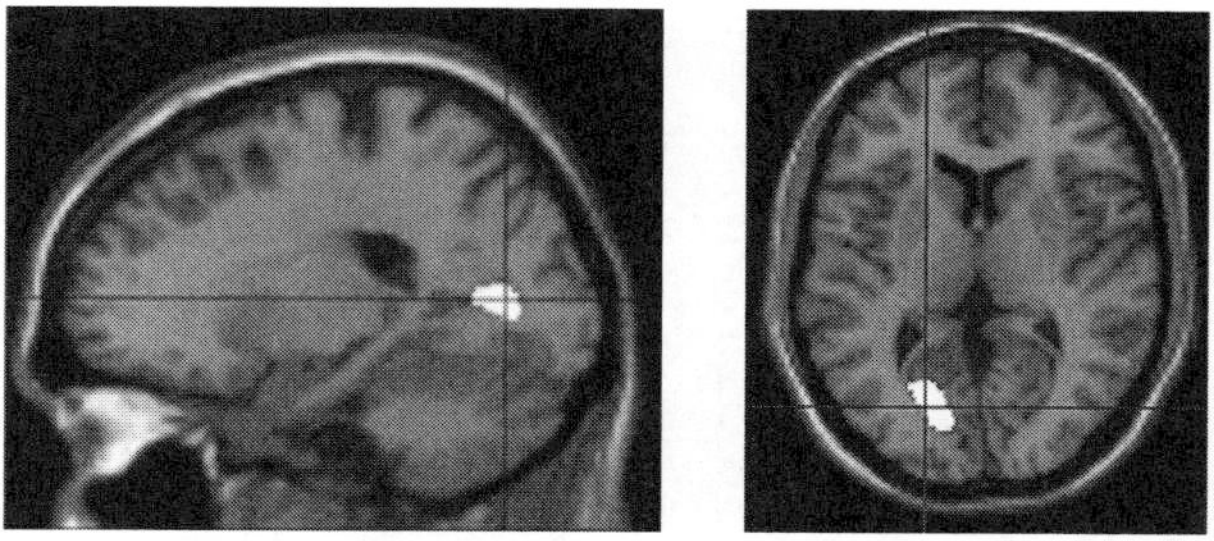

図2-14　白くなった部分は容積の減少が見られた左半球の視覚野の一部

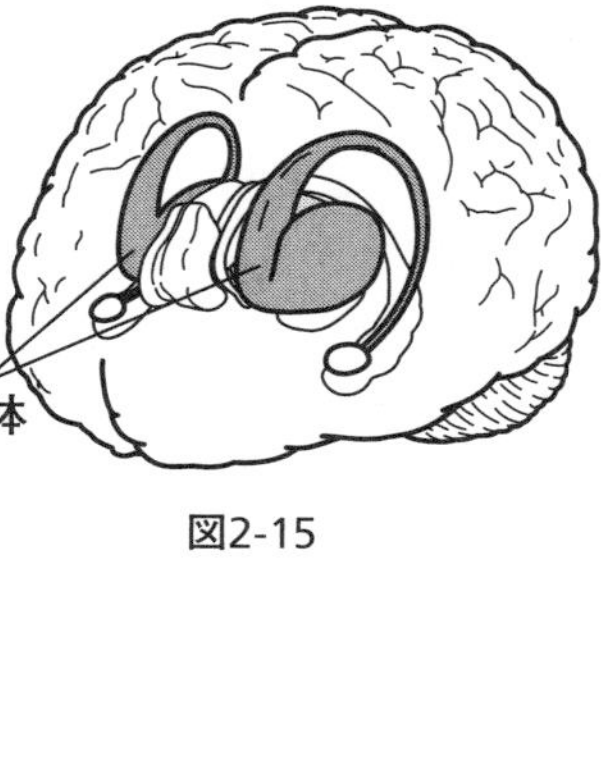

図2-15

究から見えてきました。「報酬系」とは、欲求が満たされたとき、あるいはこれから満たされるとわかったときに脳内が活性化し、喜びや快楽を感じる、脳の仕組み＝システムのことです。「線条体」（図2−15）という部位が特に関係しており、この部分の活動が弱いと、報酬を得られても脳が活性化せず、喜びや快楽を感じにくくなります。

「愛着障害の子ども」、「ADHD（注意欠如・多動症）の子ども」、「健常な子ども」の三つのグループを対象に、金銭報酬課題（お小遣いをもらう）実験を行い、脳の反応をfMRI（機能的MRI）で調べてみました。

fMRIとは、MRI装置内でさまざまな課題を行い、その課題に関連して活動する脳の領域を特定する手法です。たとえばMRI装置内で「映像を見ていて点が表示されたとき、指でボタンを押す」という実験をするとしましょう。fMRIでは、被験者がボタンを押したときに脳のどの部位が活動するかを特定し、可視化することができるのです。

今回の実験では、子どもたちにカード当てのゲームをしてもらいます。

①当たったらたくさんお小遣いがもらえる（高額報酬課題）
②当たったら少しだけお小遣いがもらえる（低額報酬課題）
③当たってもまったくお小遣いがもらえない（無報酬課題）

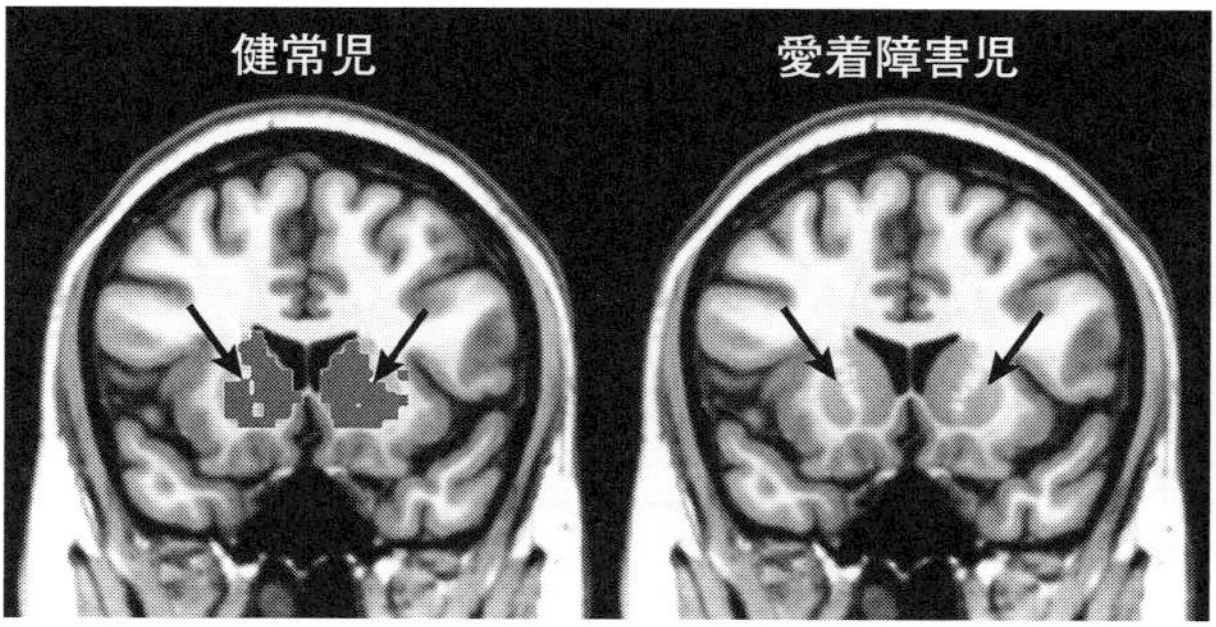

図2-16　矢印が指す部分は実験を行ったさいの線条体の様子。健常児に比べ愛着障害児は脳活動が低下していることが見てとれる

というお小遣いの額が違う三種類の課題を試してみました。

　結果を見てみると、健常な子どもの場合、報酬の有無や金額にかかわらず、ゲーム中は脳が活性化していました。つまり、どんなときでもモチベーションが高くなりやすいということです。

　一方、ADHDの子どもは、お小遣いがたくさんもらえる①のときには脳が活性化したものの、②のように少ない額だと反応がありませんでした。それでも薬を服用するなど、何らかの治療行為を行えば、②の場合でも脳の活性化が見られました。

　ところが未治療の愛着障害の子どもの場合、どの課題でも脳の活性化は見られなかったのです（図2

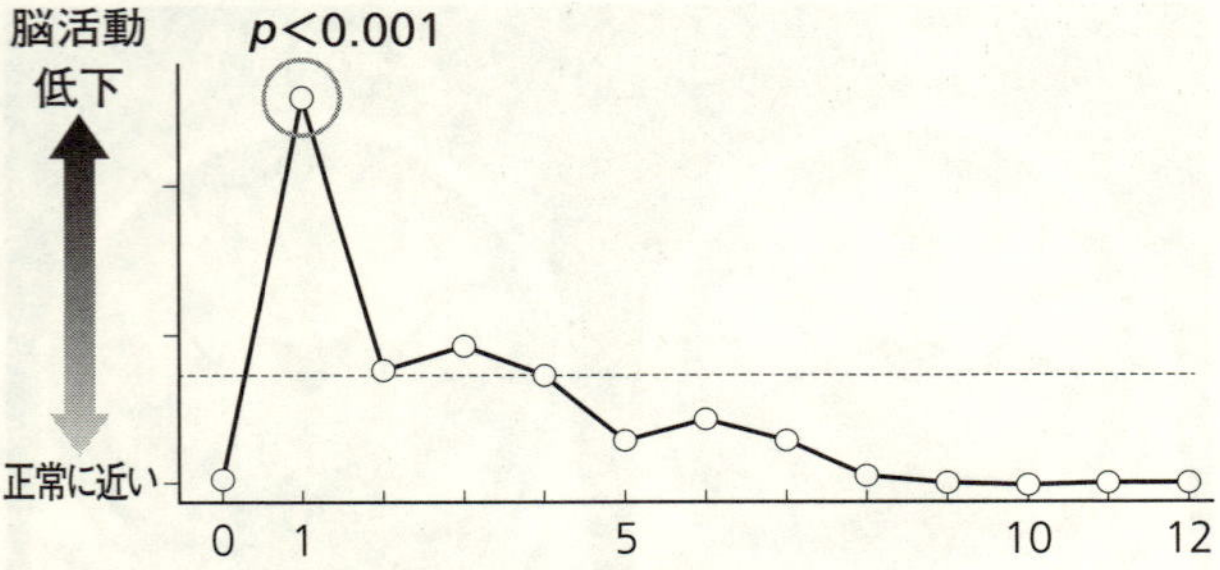

図2-17　マルトリートメントを受けた年齢（歳）

‐16）。それだけ脳の反応が鈍くなっていることを表しています。前述したとおり、報酬系をつかさどる線条体の活動が弱まっているのです。

線条体が活発に働かないということは、ちょっとしたことでは快楽を得られないということです。強い刺激を求めるあまり、薬物などに手を出し、依存症に陥るケースも少なくありません。マルトリートメントを受けた子どもは、比較的早い時期から薬物やアルコールに依存しやすくなるというデータも出ています。

図2‐17は愛着障害児の脳を解析したものですが、一歳前後の感受性期にマルトリートメントを受けると、脳活動（線条体の活動）の低下に非常に大きな影響を与えることが明らかになっています。

愛着障害の子どもたちは自己肯定感が極端に低く、叱られるとフリーズしてしまい、褒め言葉はなかなかこころに響かないという特徴があります。低下している報酬系の機能を活発化させるためにも、健常な子ども以上に褒め育てを行う必要があります。

生き延びるために適応しようとする人間の脳

ここまで、それぞれのマルトリートメントが脳に与える影響について述べてきましたが、脳には未知の部分が非常に多く、現代科学でも解明が追いつかないというのが現状です。言い換えれば、研究の余地がふんだんに残された、探求しがいのある世界だということでもあります。

特に発達途上である子どもの脳は、より多くの可能性を秘めており、毎日の生活のなかで親や家族、周囲の人たちの愛情に触れながら、さまざまな体験を通して学習し、ゆっくりと成熟していくものです。ところが、この大切な時期に、強いストレスにさらされ、孤独や悲しみ、恐怖といった感情を抱き続けていると、脳の発達そのものに変化が生じてきます。

とりわけ、子どもがもっとも頼りとしている身近な存在――両親や養育者――から、こうした過度なストレスを受け続けることになると、その苦しみを回避しようとするかのように、「脳が変形していく」のです。

マルトリートメントは、子どもにとってストレスそのものです。

大人にとっても、当然ながらストレスは脳に大きな影響を与え、それが引き金となって、心身の疾患を引き起こすことが多々あります。発達途上のやわらかな子どもの脳からすれば、その影響は大人以上に深刻です。

また、複数のマルトリートメントを受けたとき、脳へのダメージは複雑になり、また、深刻化することも忘れてはならない点です。

単独のマルトリートメントでは、大脳の視覚野、聴覚野といった感覚野の障害を引き起こすケースが多く見られますが、より多くの種類のマルトリートメントを一度に受けると、海馬や扁桃体などにまで深刻な影響をおよぼすことが明らかになっています。

マルトリートメント経験のあるなしによる脳の違い

前述のマーチン・タイチャー氏は、脳を一〇二個の部位に分けて構造的な連結を調べました。すると、マルトリートメントを受けて育った人と、そうでない人との神経回路の違いが明らかになりました。小児期のマルトリートメント経験によって、神経回路全体に構造的な変化が出てくるのです。

たとえば大脳の頭頂葉（75ページの図2－2）内部のやや後ろよりに「楔前部《けつぜんぶ》」という部位があります。身体感覚の想起（怒りや不安、無気力といった情動的反応に加えて、身体的反応が生じること）に関係がある場所だともいわれますが、ここから伸びる神経ネットワークは、マルトリートメントを受けた人のほうが、非常に密になっています（図2－18）。危機から身を守るための神経ネットワークが、過剰に形成されていると考えることができます。

また、痛みや不快、恐怖などにかかわる体験や、食べ物・薬物への衝動にも関連する「前島部（島皮質）」でも、神経ネットワークが通常よりも劇的に増えています（図2－19）。

その一方で、意思決定や共感などの感情のコントロールに関係する「前帯状回」の神経回路は、マルトリートメントを受けていない人の場合は密になっているのに対し、マルトリートメントを受けた人は、密度が非常に低い状態でした（図2－20）。

図2-18

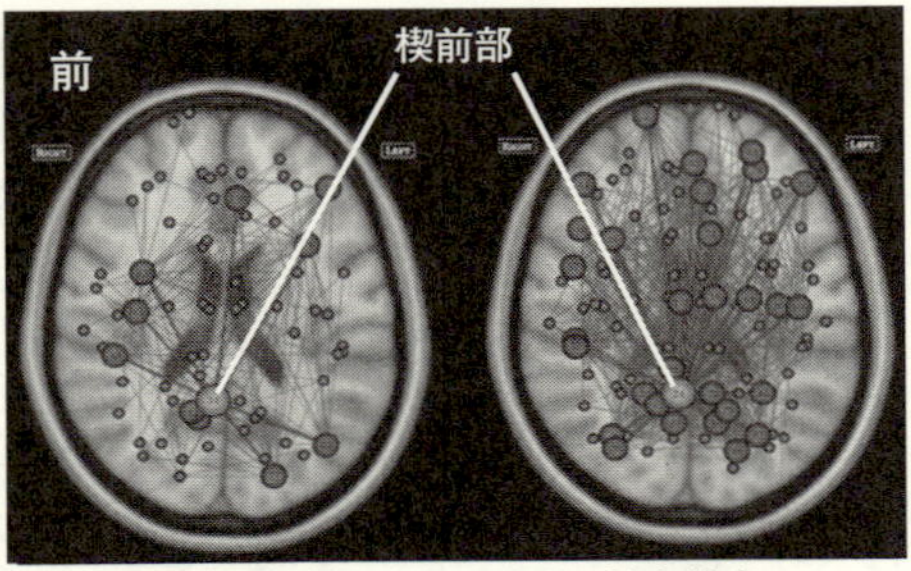

健常対象者　　被虐待者

図2-19

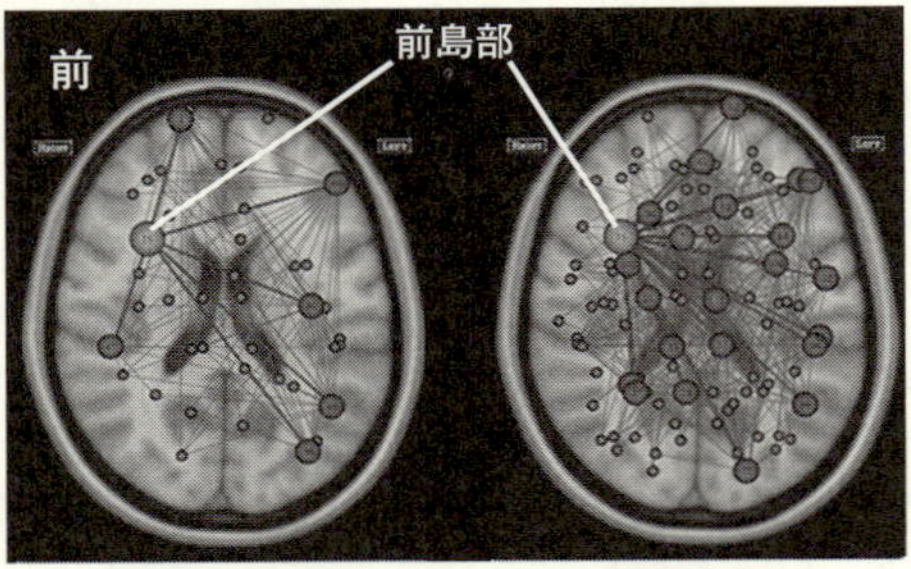

健常対象者　　被虐待者

図2-20

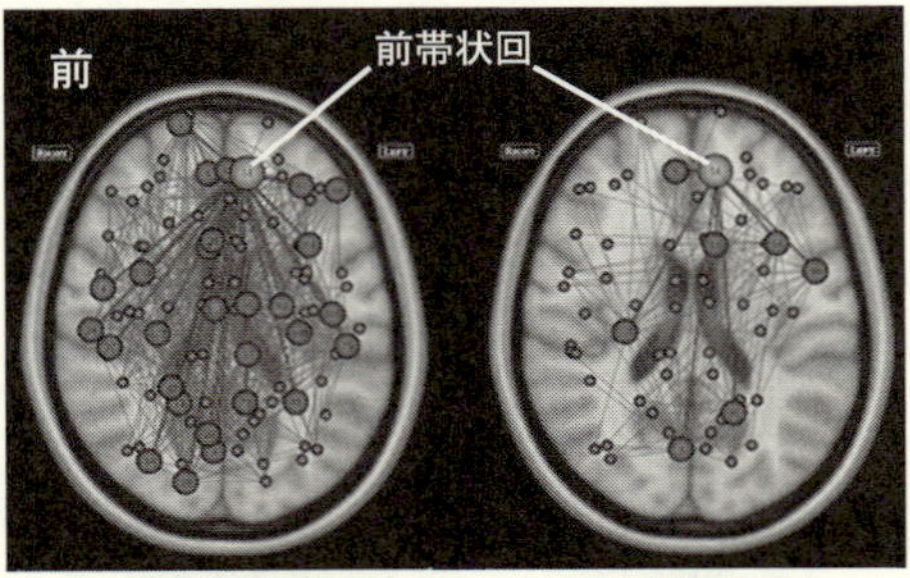

健常対象者　　被虐待者

マーチン・タイチャー氏提供

視覚、聴覚、身体感覚など、わたしたちの体の機能は外界からのあらゆる刺激を敏感に察知し、それらに反応できる感覚を持ち合わせています。もし、子どもが生きていく環境が、危険や不安に満ちていて、そのうえ周囲からの助けも得られない状況であったならば、どうでしょう。ましてやその危険や不安の原因が、いちばん頼りにしたい親や養育者だったら——？

子どもは自らの力でなんとかするしかありません。その結果、脳そのものに変形、変化が起きてしまうというのは、生物学的に見ても非常に理にかなった話です。

たとえば恐怖をつかさどる扁桃体は、深刻なマルトリートメントを経験した人ほど過活動になりますが、これは、常に警戒して危険に備えておくための措置、防衛本能といえるでしょう。

また、マルトリートメントを受けた人は、性的な行動が通常よりも早く始まる傾向も見られます。これは、危険に満ちた世界を生き延び、子孫を残せるようにという適応だと考えられます。

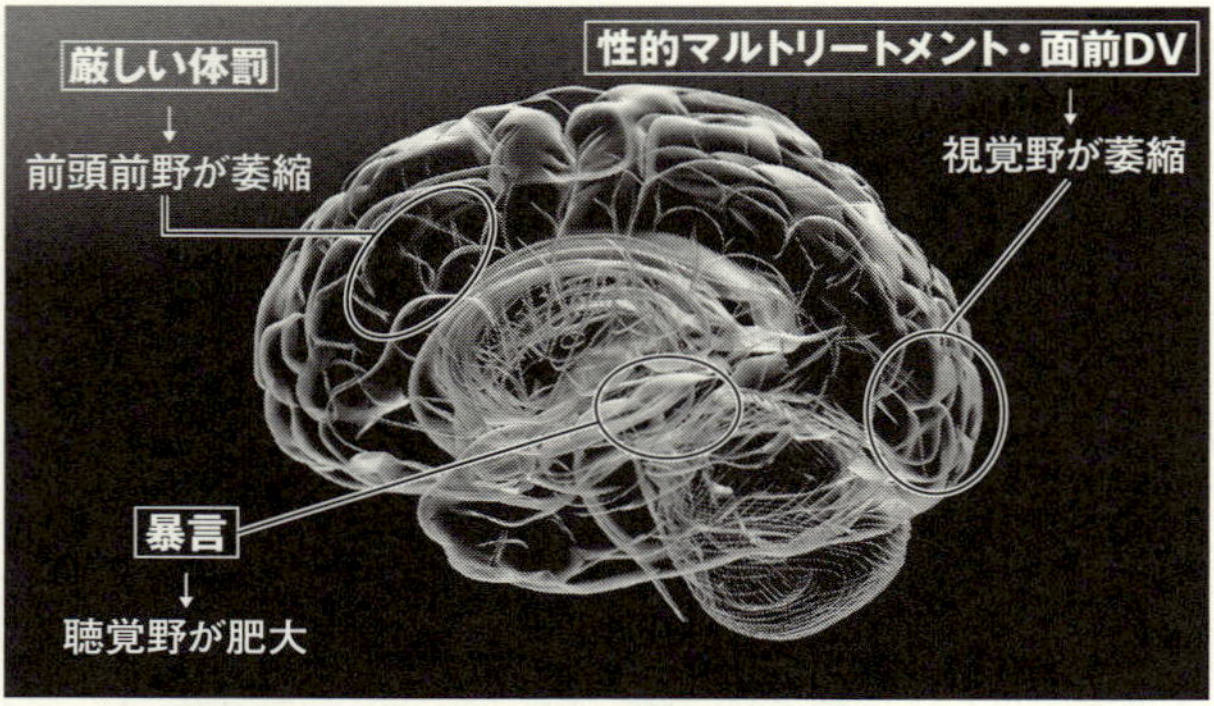

図2-21　マルトリートメントが脳へおよぼすダメージ

図２－21は、マルトリートメントの種類によって影響がおよぶ脳の部位が把握できるように、まとめたものです。

危機下における人間の生存本能が、このように、マルトリートメントを受けた子どもの脳を変化させてしまうとは衝撃的です。

一方で、脳がこうした変化を遂げても、その影響が現れにくい人もいます。わたしたち人間の気質や能力、感受性、ストレス耐性などには個人差があるため、同じような状況下におかれても、こころの発達面において重篤な問題が発生することもなく、結果として社会的にうまく適応できる人もいるのです。

たとえばこれまで述べてきた調査は、どれもマルトリートメントを経験しながらも、一般社会でごく普通の生活を送っている一八～二五歳の人たちを対象に行ってきたものです。少なくとも調査をした時点では、こころの疾患や障害を抱えてはおらず、うつ病やＰＴＳＤ（心的外傷後ストレス障害）だと診断されてもいませんでした。つまり、社会に十分適応できている人たちだといえます。

しかし、いざ調査をしてみると、一見問題を抱えていないように見えるこれらの人たちの脳内には、トラウマの痕跡が確かに刻まれていました。

マルトリートメントの経験がなければ決して背負う必要のなかった傷――。いまのところは疾患などにも悩まされることなく、日常生活を送ってはいるものの、ひとつ間違えば、重篤な症状に陥る可能性もゼロではないのです。

次の章では、どのような方法で、傷ついた脳の回復の道筋をつけていくか、現場での治療方法や実際の回復例、最新の知見などを交えながら具体的に検証していきます。

第三章　子どもの脳がもつ回復力を信じて

脳の傷は治らないのか

脳には急成長を遂げる「感受性期」があり、この期間に過度なマルトリートメントを受けてしまうと、通常の発達過程では見られないような適応をし始め、結果としてその部位や領域が変形したり、働き（機能）が変わってしまうということを見てきました。

マルトリートメントの性質によって、脳のなかでダメージを受ける場所がここまで違ってくるというのは、研究者としても想定外のことでした。とりわけ、言葉による暴力が——しかも子どもに対してだけではなく、夫婦間の罵り合いや脅しなどであっても——子どもの脳に傷跡を残すという事実は、読者のみなさんにも大きな驚きだったのではないでしょうか。

トラウマ体験とそれにまつわるストレスは、子どもの脳をつくり変え、その結果、こころの病気やさまざまな反社会的行動が、生涯にわたって引き起こされる——そういっても過言ではありません。

では、このように変形してしまった脳は、回復することはないのでしょうか。

また、こうした変形がもとで損なわれた脳の機能は、修復できないのでしょうか。

いえ、そうとは限りません。最近の脳科学研究では、「脳の傷は癒やされる」という事例が多く報告されています。

これまでは一般に、脳の細胞は、皮膚や消化器などのそれとは異なり、一度損なわれてしまうと再生がきかないといわれてきました。しかし、近年、成人の脳においても再生、回復の可能性が指摘されています。

初めにそれを証明したのが、オランダの脳科学者フロリス・デ・ランゲ氏です。二〇〇八年の研究報告によると、トラウマとの関係が深いといわれる「慢性疲労症候群」の成人に対して、認知行動療法を行ったところ、わずか九か月で、それまで萎縮状態にあった大脳辺縁系の「前帯状回」（78ページの図2－3）の容積が見事に回復したのです。

また、幼少期のトラウマをもつ人に対しては、認知行動療法や薬物療法が有効であることがわかってきています。

オランダの精神科医であるキャサリン・トーマス氏らは、これらの療法を受けた人は、扁桃体の過活動が低下し、前帯状皮質背側部や背外側前頭前皮質、海馬の働きが活発になることを明らかにしました。

また、アメリカの精神科医であるダグラス・ブレムナー氏の研究では、薬物療法によってPTSD患者の海馬の容積が治療前に比べて増加したことが確認されています。

このように、ほぼ成長を終えたとされる大人の脳でさえ希望があるのですから、日々成長し続ける子どもの脳も、適切な治療やケアを行えば、回復の可能性が高くなることは明らかです。感受性期にある脳は傷つきやすいぶん、柔軟性も高いからです。

また、脳は幼少期から思春期のころまでには、ほとんどの部分が完成しますが、そのあとまったく成長しないというわけではなく、二〇代後半までゆっくりと時間をかけて成熟する部分もあることが、最近の研究から明らかになっています。

幼少期ほど柔軟ではないにせよ、根気よく時間と労力を重ねれば、やはり修復は可能だといえるでしょう。

しかし大事なのは、なんといっても早期の対応です。特に子どもの場合、一日も早く適切な治療を施すことで、脳とこころが回復していくスピードも変わってくるからです。

第一章で紹介した、祖母から言葉によるマルトリートメントを受け続け、自閉症に似た症状が出ていた生後九か月のAちゃんのケースを振り返ってみましょう。

初めて診療室に来たときは、こちらの声かけに対しても無表情、無反応、かつ退行の症状が現れていました。しかし、Aちゃんを祖母から引き離して保護し、医師や保健師、臨床心理士などによる治療とケアを行った結果、わずか三週間で笑顔が戻ったのです。能面のようだったAちゃんの顔がほころび、初めて子どもらしい笑みを見せた――。その瞬間の、わたしたちスタッフの喜びと安堵は言葉に表せないほどでした。

以前のようにお座りもできるようになり、保健師などが話しかけると耳を傾け、「お水を飲む?」といった問いかけにもうなずくようになりました。

子どものトラウマというのは、簡単に確かめられる傷痕ではないだけに、つい見逃されてしまいがちです。子どもは、まわりの大人たちが思うよりもずっと傷つきやすいこころと脳をもっています。しかしその一方で、このAちゃんのように早期に適切なケアを施せば、脳とこころは目に見えて回復するのです。

薬物療法と心理療法

では、治療やケアの方法について、具体的に解説します。

マルトリートメント被害にあってきた子どもをケアするための第一原則は、まずその子の安心・安全を確保することです。

この環境が整っていなければ、たとえどのような治療やケアを施しても、子どものこころと脳には十分届きません。マルトリートメントを繰り返す親から子どもを引き離せばそれで問題解決、ということではないのです。場合によっては、養護施設などで、子どもが安全に安心して生活できる環境を整える必要があります。

これについては、研究者のあいだでよく知られるマウスの実験があります。生後まもなく母親マウスと引き離され、ストレスに対処する力（ストレス耐性）が低くなった仔《こ》マウスでも、その後、安定した養育環境を与えると、耐性が回復するというものです。

人間の場合も同様で、可能なかぎり早期にマルトリートメントの状況から救出し、養育環境を整えることは、子どものこころの発達を考えるうえで非常に重要です。

こうした環境を整え、ケアに入っていくわけですが、マルトリートメントは脳という「器質」に対して影響をおよぼすと同時に、こころという「精神的な働き」に対しても影響をおよぼすため、この二つの側面を念頭において治療を行うことがポイントです。どちらも薬物療法や心理療法を組み合わせ、それぞれの症状にあった療法を行っていくことになります。

薬物療法は、慢性期の治療に有効ですが、疾患の早期支援や早期治療(これらを「早期介入」といいます)の段階においても効果が期待されます。特に、治療の初期段階においては、子ども・大人に限らず、治療対象者の安定・安全をはかるために早急な処置をとる必要性が出てくる場合もあるので(これを「危機介入」といいます)、積極的に薬物投与を行うこともあります。

投与する薬物については、ここでは簡単に触れておくにとどめますが、たとえばトラウマ体験をもつ子どもには、睡眠障害や集中困難、ささいなことでイライラする(易刺激《いしげき》性《せい》)といった症状があります。これに対しては抗不安薬、抗精神病薬が効果を発揮します。

抑うつ状態を伴う場合は、抗うつ薬の「選択的セロトニン再取り込み阻害薬(SSRI)」などを投与します。そのほかの抗うつ薬を含め、子どもの体重に応じて少量から慎重に投与することが原則です。

抗不安薬としては成人同様、鎮静作用のあるベンゾジアゼピン系薬剤が用いられますが

（量は成人の四分の一から二分の一程度）、薬物療法だけに頼るのではなく、心理療法を行ううえでの併用治療と考えるべきでしょう。

衝動性やパニック症状などが強い場合は、非定型抗精神病薬を少量から投与します。いずれの薬においても、子どもの場合、心理療法と併用することにより、強い効果が現れると考えられています。

一方、心理療法は大きく「トラウマに対する心理療法」と、「愛着に対する心理療法」に分けられます。いずれも医師の指示のもと、臨床心理などの専門的スキルを備えた援助者が連携して行います。

愛着に対する療法については、第四章で詳しく述べることにし、ここではトラウマに対する心理療法について見ていきます。

子どものこころを支える「支持的精神療法」

過度なマルトリートメントを受け続けた子どもは、深いトラウマを負っているケースが多いため、このトラウマを解消させていくことが心理療法の第一の目的になります。

段階的には、次のようなポイントがあげられます。

- 情緒的に安定させる
- 「トラウマの記憶とそれに対する反応（感情）」という一連の負のパターンを解消させる
- トラウマとなった過去の出来事を客観的にとらえ直す
- 安全で良好な社会関係、対人関係を築く
- 回復的な情緒体験を蓄積させる（こころを穏やかに保てるような体験を増やしていく）

では、具体的な治療方法を見ていきましょう。

トラウマを負った子どもがよく見せる症状の一つに、「パニック」があります。毎日の生活のなかで突然、不安な気持ちにかられ、暴れたり泣き叫んだり、ものを投げつけたりする行動のことです。

強いトラウマ体験があると、本人の意思とは関係なく、ふいにその記憶が鮮明によみが

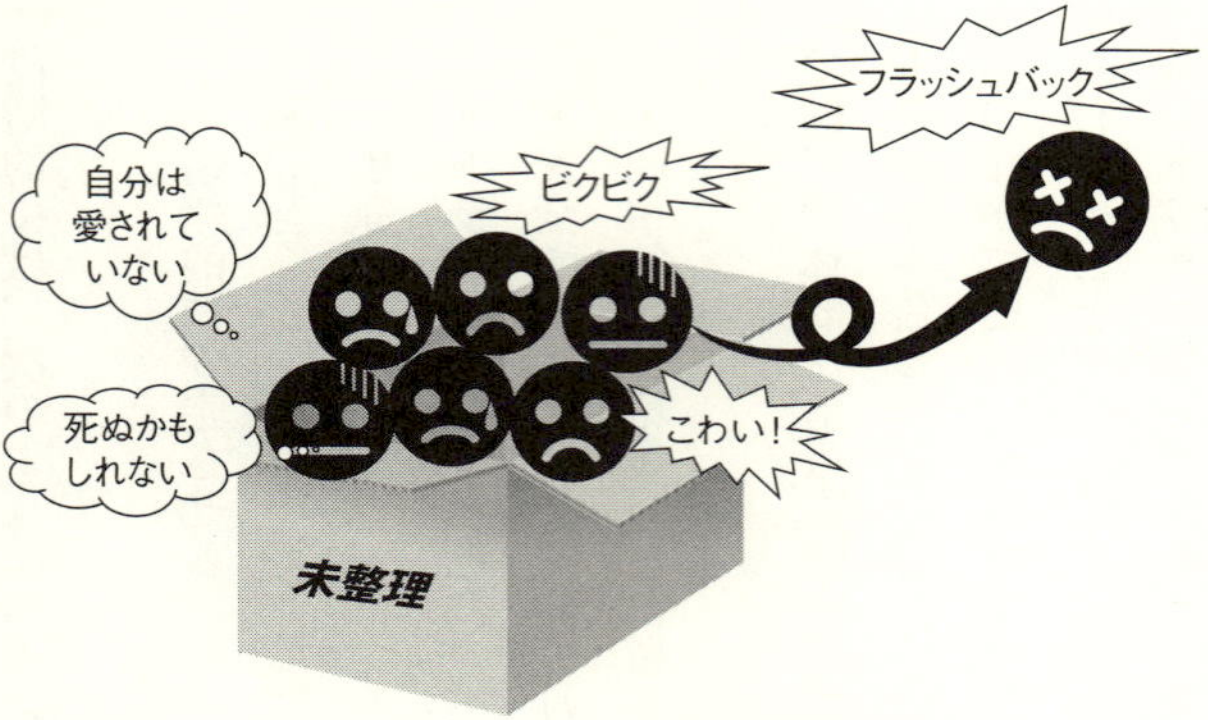

図3-1　フラッシュバックを引き起こす原因となるトラウマ記憶（イメージ）

えってくることがあり、これを「フラッシュバック」といいます。このフラッシュバックが引き金となって、パニック状態に陥るケースが非常に多く見られます（図3-1）。唐突に始まるため、周囲の人たちにも予測がつきません。発作のようなものです。

子どもにとって、「死ぬかもしれない」と思うほどの恐怖を感じた出来事や、大好きな親から無視され続けたことなどは、できれば直視したくない記憶でしょう。こういうとき、人は誰でも本能的に記憶を隠蔽したり、否認したりします。そうすることで、少なくとも一時的に安心感が得られるからです。

しかし、子どもは、過去のショッキングな

体験をこころのなかでうまく隠すことができません。たとえ現在ではマルトリートメント被害から逃れ、別の環境で穏やかな生活を送っていても、ちょっとした瞬間に、抑圧していた記憶が意識のなかに呼び戻されてくるのです。無理やり封じ込めていたものが一気に飛び出すときというのは、すさまじい破壊力を伴います。それがパニックとなって行動に現れるのです。

トラウマを抱えている子どもは、自分のこころが「異常である」と感じていたり、他人とくらべて「自分はどこかおかしいのだ」と考える傾向にあります。被害者であるにもかかわらず、自己肯定感が養われていないため、自らを責めることに感情が向いてしまうのです。

また、あえて周囲の支援をはねつけることによって、自分の存在理由を見出そうとする子もいます。そもそも、そうした気持ちを子どもに抱かせること自体、本来あってはならないことです。

このようなとき、援助者は繰り返し、子どもを励まし続けます。

まずは、しっかりとした信頼関係の土台を築くことから始めます。「いま、わたしはあなたのことをとても大切に思っている。あなたの話を丁寧に聞きたい」というメッセージを子どもに伝え、面接など、子どもと接する機会を増やしていくのです。

子どもに対する具体的な評価に関しては、本人の特性や、発達障害的な要素のありなしなどを入念に調べます。

家庭環境については、人数や構成だけでなく、どのような家に住んでいるのか、同居する祖父母や親戚はいるのか、家庭の雰囲気や習慣、文化的傾向はどのようなものなのか、ということを少しずつ聞き出しながら、子どもが家や学校、他者とのかかわりのなかでどのような体験をしてきたかなどの情報を細やかに収集していきます。

そして、子ども自身がこれまでに体験してきたつらく悲しい出来事を話せるようになるまで静かに待ちます。話をし始めたら、「あなたは決して悪くなんかない。あなたのせいで起きたわけではないので自分を責めないで」と、子どものこころに届くまで、繰り返し言葉をかけていきます。そしてその子を「支え、見守っていく」という意思を態度で示していきます。

このように子どものこころをやわらかくし、「自分は悪くないのだ」と気づかせる（認知のゆがみを取り除く心理教育を行う）ことで、徐々に精神的な自立を促していく療法を「支持的精神療法」と呼びます。

記憶や感情を整理し、新たな意味づけを行う「曝露療法」

先に述べたとおり、パニックを起こす原因の一つには、過去の体験を自分のなかで整理しきれていないということがあげられます。こうした子どもに対しては、まず、過去のマルトリートメント体験を言葉にして話すよう、はたらきかけることが大事です。こころの傷を癒やすためには、原因となっているものを吐き出すことが回復につながりやすいからです。

とはいえ、つらい経験を事細かに語っていくのはなかなか容易なことではありません。忘れたいと思っていることを話すように促すのですから、周囲の援助者にも、相応の忍耐力が求められます。

しかし、最初は沈黙を守っていた子どもも、やがてぽつぽつと話し始めるときが来ます。そうしたら、子どもの言葉を遮ることなく、じっくりと聞き取っていくのです。このとき、無理に話を引き出そうとすると、これまで築いてきた信頼関係を失うことにもつながるため要注意です。

忘れてはならないのは、記憶を引き出し、整理するのはあくまでも子どものほうだということです。援助者は、そうした子どもの頑張りをかたわらで支え、認め、励ます存在であり、子どもが自力で問題を解決するための「きっかけ」のようなものです。子どもは、マルトリートメントを受けたときの記憶や感情について、自分の言葉で語り、自身で整理していきます。

次に、整理されたマルトリートメントの体験をどう意味づけていくか、という段階に入ります。自分に起きたつらい体験は、取り消すことのできない「事実」ではありますが、その事実に対する「見方」は決して一つではないことを伝えます。

考え方しだいで、過去の体験についての見方をいくらでも変えることができるということを知った子どもは、「自分に起きたことはこういうことだったんだ」、「わたしが悪いことは何もないんだ」と、客観的に、あるいは前向きにとらえ直すことができるようになります。この作業が可能になること——これこそが、トラウマに対する心理療法の最終的な目標だともいえます。

たとえば母親から厳しい体罰を受け続けていたと、自らの体験を語り始めたBくん（九歳）のケースを見てみましょう。

母親に頻繁に激しく手をあげられることについて、Bくんは当初、「ぼくが悪いことをしたから、お母さんは、ぼくのために叩いたんだ」と話していました。そう考えることで、大好きな母親から体罰を受けたときの悲しみや衝撃を、無理やり押し殺してきたのです。

しかし、そのような抑圧のせいで、児童相談所に保護され母親と別れて暮らすようになってからも、パニックを起こしたり、友だちに乱暴するということがしばしば起きていました。

ようやくつらい気持ちを吐き出したBくんに対し、援助者は、マルトリートメントを受けたという事実を客観的に振り返ることができるよう、言葉をつないでいきます。

「でも、Bくんはあれだけ頑張っていたよね。本当にそれはあなたが悪かったからなのかな？」

「もしかしたら、お母さんも一生懸命すぎて空回りしてしまって、苦しかったのかもしれないね」

このようなやりとりを繰り返していくにつれ、やがて、Bくんに変化が見え始めました。パニックを起こす回数が減り、友だちに対して乱暴な振る舞いをすることもなくなってきたのです。Bくんのトラウマの記憶が、これまでとは別の形で記録し直されたのでしょう。記憶は依然残りますが、それはもう、かつてのように恐怖や悲しみなどの深い情動を伴うものではなくなったと考えられます。

臨床心理学専門の山梨県立大学・西澤哲氏は、こうした解釈の変更を「『体験の意味づけ』を変化させる」と表現しています（『子ども虐待』講談社現代新書）。

このように、トラウマの記憶や感情を整理し、前向きな形でとらえ直すよう促していく療法を「（長時間）曝露療法」といいます。

子どもは、つらい過去を治療者の手助けを得ながら振り返り、定義し直し、そこから新たな自負心を育てていきます。過去をどう見るかは、子どもに限らず、わたしたち人間がこれからどう生きていくのかにかかわる大事な要素です。子どもが自発的にこうした気づきに達するまで、援助者は根気よくかかわっていく必要があります。

遊びを通してトラウマを克服する「遊戯療法」

オーストリアの精神医学者、ジークムント・フロイト（一八五六〜一九三九）が「フォルト・ダー（fort da）」と名づけた遊びも、子どものこころのはたらきを知るうえで非常に興味深い分析です。フロイトは、自身の幼い孫が母親（フロイトの娘）不在のさいに、ひとり遊びをしていた様子を観察・分析しました。

その子は、糸巻きを放り投げながら〝Fort（いないいない）〟という声をあげ、〝Da（いた）〟という声で糸巻きを引き戻すという遊びをずっと繰り返していました。この光景を見て、フロイトは、もともと母の不在を受動的にとらえていた幼児が、遊びのなかで糸巻きを母親に見立て、糸巻きを投げるという行為で母を放逐《ほうちく》し、糸巻きを引き戻すことで母と再会する喜びを繰り返している、と分析しています。

このように、言語を自由に発することのできない幼児は、苦痛を伴う体験を、遊びなどの行為のなかで象徴的に表現することがあります。遊びは、トラウマや苦しみを表現し、それを、解放するためのツールとして非常に有効だということです。

子どもによっては、言葉によるはたらきかけが難しい場合もあります。まだ十分に言葉を操れないような幼い子どもだけでなく、マルトリートメント被害にあったために親と別れ、施設で生活するようになったばかりの子どもというのは、周囲と打ち解けたがらず、なかなか口を開こうとしなかったりします。そうしたケースでは、「遊戯療法」が有効であるとの報告が多数あがってきています。

「ポスト・トラウマティック・プレイセラピー」もその一つでしょう。これは遊戯療法のなかでも特に子どもたちのトラウマを取り除くための療法です。過酷なマルトリートメントを受け続けてきた子どもに対し、セラピスト（専門的なトレーニングを積んだ臨床心理士）などが、人形やぬいぐるみを用いて話しかけたり、ごっこ遊びのようなものに誘いながら、そのなかでトラウマの体験を再現します。そして今度は、その体験を絵に描かせるといった別の遊びへと展開させ、マルトリートメントの体験に伴う激しい感情を徐々に解放させていきます。

ここでいう「遊び」というのは、おもちゃを使ったものに限りません。たとえば、窓の近くにいる小さな虫をじっと見つめる子どもがいれば、寄り添って一緒に眺めたりすることもあります。同じものを一緒に見ること（共同注意）が大事なのです。

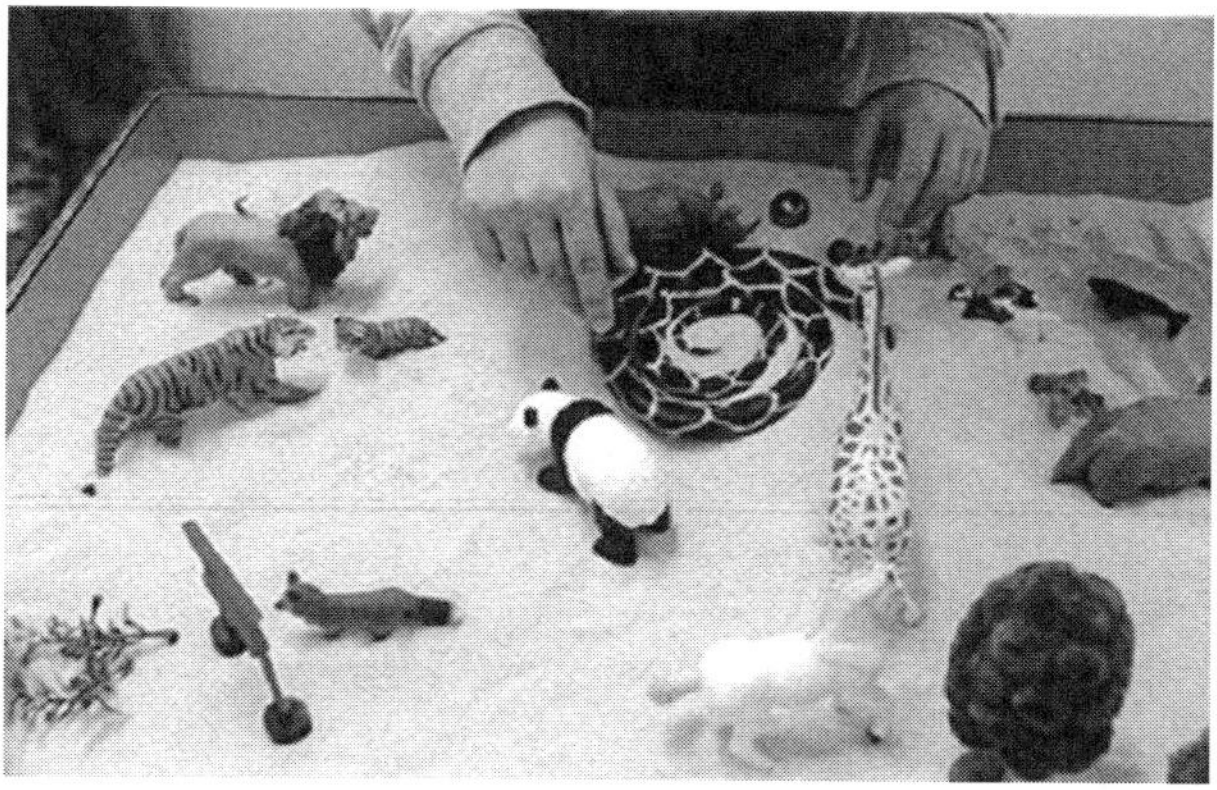

図3-2　箱庭療法に取り組む子ども

こうした遊びをとおして、子どもと共通の体験を積んでいくことが、治療を進めるうえで非常に重要なステップとなります。

そのほかに、描画や箱庭を用いた遊戯療法（表現療法）もあります。「箱庭療法」（図3－2）は、子どもだけでなく広くトラウマの治療に用いられている技法で、砂が入ったある程度の大きさの箱のなかに、ミニチュアのおもちゃを並べるなどしながら、自由に何かを表現していくという療法です。

この療法では、子どもにかかわる臨床心理士は完成された作品だけを見るのではなく、その過程を間近でつぶさに観察し、その意味を汲《く》み取っていきます。

実際に制作する箱庭世界やその制作過程をとおして、子どもが言語化できないような、自身を取り巻く環境や、過去のマルトリートメント体験について理解していこうというアプローチです。制作者の内的世界が投影されるため、それを観察・分析することにより、子どもをより深く理解することができるほか、自由に表現できることもあり、子どもの自己治癒力が活性化されることも期待されています。

こころに闇を抱えた子どもが表現する箱庭の世界は、子によってさまざまです。ミニチュアの動物をまるで死んでいるかのように横たえて置いたり、家をさかさまに置いたりする子もいます。家族の一人の腕がもげていることもあります。

このとき、特に注目すべきことは、言葉にならないイメージや感覚の表現方法です。同時に、作品の全体的なまとまりや空間の使い方、物の配置の仕方など、子どもが表そうとしているものを否定したり、疑義を唱えることなく、ありのままに受け入れ、咀嚼《そしゃく》する態度が求められます。そのような点からも、子どもと制作の場を共有することがきわめて重要な意味をもつ治療であるといえるでしょう。

また、子どもがおもちゃをわざと壁にぶつけたり床に落としたりする、虫の足をむしるなど、通常の遊びとは明らかに異なる性質の、いわば暴力的な遊びを繰り返し行っているとき、それは、自分が受けたマルトリートメント経験の再体験を行っていると考えることができます。子どものこうした遊びを、援助者が無理に止めてしまうのは逆効果です。この場合、援助者は静かに見守ります。

こうした遊びのもつ効果は、子どもだけでなく、成人にも発揮されることが近年の臨床現場で立証されています。

トラウマ処理のための新療法

子どものトラウマ処理の技法としては「トラウマフォーカスト認知行動療法（ＴＦ－ＣＢＴ）」や「眼球運動による脱感作と再処理法・ＥＭＤＲ（Eye Movement Desensitization and Reprocessing）」の有効性も示されています。

トラウマフォーカスト認知行動療法は、マルトリートメントの原因に直接関与していない養育者も治療対象とされ、子どもの治療と親の治療を一つのパッケージとして進めます。認知療法とリラクゼーション法を用いながら過去のつらい体験と向き合い、不安を

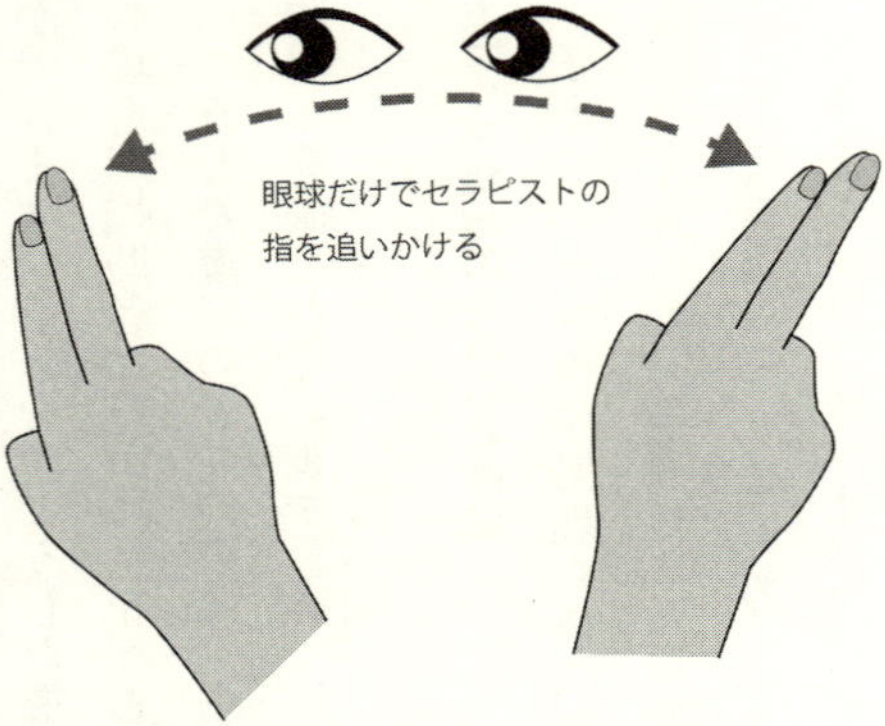

図3-3　眼球運動による脱感作と再処理法・EMDR（イメージ）

ゆっくり取り除いていく「段階的曝露」という方法を用いるため、通常八〜一六週間を必要とします。

アメリカでは、この心理療法で効果が認められたとする論文も複数出されており、もっとも有効性がある治療法として注目されています。

しかし、この治療法を患者に施す臨床家には、専門の指導者によるトレーニングを受けることと、定期的な研修を受けることが課せられているため、実施できる臨床家は限られており、どこのクリニックでも治療が受けられるわけではないのが現状です。

ＥＭＤＲはトラウマに対する比較的新しい心理療法で、一九八九年に、アメリカの心理学者フランシーン・シャピロ氏により開発されました。子どもに限らず、広く一般に適用され、そのプロセスは、厳密には八段階に分かれていますが、なかでもいちばん特徴的なのは次のようなアプローチです。

まず、セラピストが子どもや成人などの対象者の前で指を左右に振り、対象者はその指の動きを目で追っていきます。すると脳はレム睡眠の状態に近づいていきます。レム睡眠とは浅い眠りで、記憶を整理する働きがあるため、このように対象者をなかば眠ったような状況下に置きながら、過去のつらいマルトリートメント体験を思い出させるのです（図3－3）。

人間のこころには、過酷な体験の記憶でも、やがては冷静に思い出すことができるようになっていく仕組みが備わっています。しかし、それには通常、何年もの長い年月を要します。

ＥＭＤＲは、この何年もかかるこころの回復プロセスを、短時間で行うという点が非常に画期的です。つまり、まだ生々しい記憶や感情を、レム睡眠状態の脳のなかで、あたかも遠い過去の記憶のように錯覚させ、それを言語化し、整理することによって通常の記憶として置き換えていくのです。

先に述べた曝露療法のように、つらい体験を言葉で詳細に語っていく方法と比べると、比較的ストレスの少ない療法だといえます。WHO（世界保健機関）では、「患者の負担がもっとも少ない治療法」としてこのEMDRを推奨していますが、年齢が低い子どもはつらい記憶を言語化することが難しいため、明らかな効果は、まだ立証されていません。

そこで、特に子どもに対して応用した技法が「バタフライハグ（butterfly hug）」です。解消したいと感じている過去のつらいマルトリートメント体験に意識を向けながら、約二〇秒間、左右の肩を交互に、リズミカルに自分でタッピングしていきます。両腕を交差させた形が「蝶」のように見えることから、その名がつきました。

タッピングが終わったら深呼吸をして、自分の感情がどのように変化したのかについて、治療者と話し合います。非常にシンプルですが一定の効果があり、時間をかけて続けていくことで、子どもは、過去の体験を穏やかな気持ちで振り返ることができるようになっていきます。

これまでさまざまな心理療法があることを紹介してきました。

マルトリートメントを受け続けた子どもへの介入は、認知療法が重要な鍵を握っています。つらい体験から生まれた自己否定に対し、専門家が手助けをし、それを本人が整理し直すことによって「あのとき自分は悪くなかった」といった再認知や、「自分は価値のある人間なんだ」といった自己肯定ができるように心理的な導きを行っていく。これが治療として大きな意味をもつと考えます。

わたしたち医療にかかわる者ができる介入は、そう多くはありません。しかし長時間、直接触れ合っている親御さんたちとはまた違い、客観的な視点で子どもを見つめ、隠れているよい点を見つけられる強みがあります。もし、子どものこころの問題で悩んでいる方がいらしたら、ぜひ専門家に相談をしてください。何より、早期介入が大切です。

レジリエンスを伸ばすための研究

こころの回復を促すうえでは、治療にはゆっくりと時間をかけることが非常に重要です。これまでに述べてきたような療法を行うさいは、二、三週間をひと区切りとして段階的な目標を定め、少しずつ回復へと導きながら子どもを見守っていくことになります。

心理療法においては、トラウマの解消が目的になると先に述べましたが、これは、トラウマの体験を忘れさせるという意味ではないということは、繰り返し強調しておきたいところです。そうではなく、子ども自らがトラウマを乗り越える力を身につけられるよう、支援していくということです。子どものもつ本来の力——回復力、問題解決能力など——を引き出していくようなはたらきかけをするのです。

回復力といえば、昨今、よく耳にするようになったのが、「レジリエンス（resilience）」という言葉です。辞書で調べると、「弾力、弾性、はね返り、回復力、立ち直る力」といった意味が載っています。メディアなどでは「折れない心」という意味合いで使われることが多いようです。

精神医学の分野では、レジリエンスとは、深刻なトラウマを経験したり、慢性的なストレス環境のなかで生活を続けたりするなどの困難な状況におかれても、うまく順応できる能力、あるいはその過程や結果のことをいい、「精神的弾力性」、「精神的回復力」とも呼ばれています。

実際、マルトリートメントを経験した子どもがみな、社会的不適応に陥ったり、心の病を発症するわけではなく、なかには、発達段階でとりたてて大きな問題や困難を感じることなく成長していく子どももいます。そうした子どもたちは、「レジリエンスが高い」ということができます。

従来のトラウマ研究は、精神症状や疾患を発症した人たちに焦点を当てるケースが多く、反対に、劣悪な環境を乗り越えて社会に適応してきた人たちについては、研究対象としてきませんでした。しかし近年では、こうした子どもたちにも注目し、レジリエンスを高めている要因を探るリサーチが進められています。

それによると、高いレジリエンスを発揮する子どもはみな、ある種の「保護因子」をもっているといいます。教育社会学者として知られるイギリスのジョン・バイナー氏は、保護因子とは、子どもが劣悪な出来事をはねのけるために役立つさまざまな「資源」のことだと定義しています。

因子はいくつかの種類に分けられ、まず、「個人的な特性」として、高い知能、自己肯定感、前向きな気質など、「家族的な特性」として、温かな家庭、連帯感、両親の積極性など、そして「地域的特性」として、社会のネットワークの充実などがあげられています。

こうした要素は、発達途上の子どもの柔軟なこころと脳を保護する役目を担っており、教育面や社会面、経済面など、人生におけるさまざまな側面にも影響を与えるといわれています。

レジリエンスの高い子どもを調査し、理解することで、そうでない子ども――精神的な問題を抱えやすい子ども――のレジリエンス促進をはかるためのヒントが得られるのではないか。その結果、こころの病の治療や介入、予防に役立つのではないかと期待されている研究分野の一つです。

外傷後成長を促す

ここまで、過度なマルトリートメントを受けて脳に傷を負った子どもに対して行うさまざまな治療法やケアについて述べてきました。

繰り返しになりますが、子どもたちに適切な治療を施したからといって、こころの傷が、すべてきれいに消えてなくなるわけではありません。トラウマの記憶はこころのなかに存在し続け、成長していくさまざまな段階で、子どもは過去を振り返っては、その意味について考え直すことでしょう。

しかし、自分が安心できる場所をひとたび確保し、そこで専門家の助けを借りながら過去を見つめ直すことができた、という経験は大きな強みとなります。トラウマとどう向き合い、どう乗り越えていけばよいか——物事の見方は一つではないのだ——ということを学んでいれば、対処の仕方も変わってくるからです。

容易なことではありませんが、さらにその経験を前向きにとらえ直すことができるようになれば、自己肯定感はおのずと安定し、徐々に高まってきます。強烈なトラウマを体験したあとに、このような成長過程を遂げることを、「(心的)外傷後成長」といいます。

この段階まで子どもが成長できるよう、時間をかけ、丁寧に導いていくことが、トラウマに苦しむ子どもをケアする医療者や援助者たちの使命だといってもいいでしょう。

ケーススタディ❶

Cちゃん(三歳・女児)、両親間のDV目撃による心理的なマルトリートメント

子どもの目の前で繰り返される母親へのDV

Cちゃんの母親は、妊娠中からすでに、夫からDVの被害にあっていたといいます。Cちゃんが生まれてからも、夫はCちゃんの目の前で母親を怒鳴る、なじるなどの行為を続けていました。

成長するにつれ、Cちゃんは、自分の思い通りにいかないことがあると、夫のような強い口調で怒ったりするようになります。怒ったときの表情や口調があまりにも夫にそっくりなため、母親は、「夫からの罵声を思い出してしまう。このままでは娘まで憎くなって、何かしてしまうのでは」という危機感に襲われ、来院しました。

Cちゃんには、昼間に遺尿(おもらし)をしてしまったり、夜中に目を覚ましては、

「怖い」と言って泣き出すなどの症状が頻繁に現れていました。

じつは、Cちゃんの母親自身も、幼いころ父親から度重なる厳しい体罰を受けた経験があり、そのときの恐怖を再度味わわなければならないような現在の生活は、耐え難いものとなっていました。

父親から離れてもよみがえるつらい記憶

第二章でも紹介したように、暴言によるDVは、子どもの発達に多大な影響をおよぼします。自身に向けられたDVでなくても、目撃することによりストレスホルモンが分泌され、脳神経の発達が阻害されるのです。こころのケアのためにも、一刻も早くマルトリートメントの環境から救い出し、安心して暮らせる環境を整える必要があります。

Cちゃんは定期的に母親とともに通院しています。Cちゃんにはおもちゃを使った心理治療を継続的に続け、母親にもEMDRをはじめとしたトラウマの治療を施しました。その結果、Cちゃんの症状は少しずつ改善し、現在では夜中に怖がって泣き出したりすることはなくなり、感情の起伏も見られなくなりました。

現在、両親は別居し、離婚調停中です。夫婦が別れて暮らせば結果としてＤＶの問題は解消しますが、それで、Ｃちゃんの発達を阻害する不安要素がすべて取り除かれるわけではありません。

仮にＤＶを行っていた父親と離れて暮らしていても、目撃の記憶が原因となってフラッシュバックが起きるため、Ｃちゃんには、もう安全だということを根気よく理解させ、安心して生活できるように手厚くケアをしていくことが大事です。

このような夫婦間のＤＶの問題では、親が単身になればＤＶもなくなるのだから、加害側の親と子どもを同居させたり、面会させてもよいのでは？　と考える人もいますが、それは早計です。配偶者に対してＤＶを行う人は、子どもへのマルトリートメントを行う傾向も強いため、暴力の対象が、配偶者から子どもへと移る可能性が高いのです。

たとえ子どもへのマルトリートメントがなくとも、加害親との生活や面会自体、子どもにとっては新たなストレスとなる可能性があります。先に述べたようなフラッシュバックも起こりやすくなり、その結果、子どもに再び身体的・心理的な不安が生じ、脳の発達をも阻害することにつながる点を見逃してはいけません。

また、加害側の親と対面することで、被害を受けていた親のほうが精神的に不安定になり、それが子どもに影響を与えてしまうというリスクも考えられるため、注意が必要です。

親たちを救う必要性

幼いころに受け続けたマルトリートメントは、脳の成長が著しい時期であるがゆえ、ことさら深刻なダメージを脳に与え、その後、長期にわたって被害者の生活を脅かしていきます。幸いにして現在のところ重篤な症状に陥っているようには見えないCちゃんの場合も、時間をかけた長期的な治療と支援が必要なケースだといえるでしょう。

また、親に対するケアという観点では、現在、こうしたマルトリートメント家庭の情報を、社会福祉関連の多くの機関や市区町村の相談センターなどとも広く共有し、養育者支援へとつなげていくことが非常に重要になってきています。必ずそうだというわけではありませんが、親もまた不適切な養育環境を必死に生きぬいてきた被害者である可能性もあるからです。

周囲の支援者は、こうした親たちに対して、「子どもだった過去」から「親になった現在」に至るまでの経緯——つまり、被害者から加害者へと変わらざるを得なかった道筋——や、現在のこころのありようについて、深く理解していく必要があるでしょう。

親の状況も改善し、必要であれば治療を行うといった養育者支援が、結果として、子どもの健やかな成長・発達につながっていくのです。

ケーススタディ❷

Dくん（一〇歳・男児）、Eくん（八歳・男児）、母親からのネグレクト・心理的マルトリートメント

子どもたちへ向かう母親のストレス

父親は会社員で、早朝出勤し夜遅く帰宅、休日に出勤することも多いため、パート勤めの母親が一人で育児と家事を担っています。そのような家庭環境のなか、Dくん、Eくんともに、乳児期から現在に至るまで、継続して母親からこころない言葉や態度によるマルトリートメントを受けていました。

家族はマンション住まいですが、朝の登校時間前になると、母親の怒鳴り声や、物を倒したり投げたりする音が聞こえ、隣人からもたびたび警察に通報があったといいます。

その日の朝、Dくんは一時間目に遅れて小学校に登校しました。弟のEくんのほうは通常どおり登校しており、兄弟ともに外傷などは確認されなかったものの、クラスの担任教諭が詳しく尋ねてみると、朝、Dくんは母親からひどく叱られたということがわかりました。アレルギー性鼻炎のせいで出た鼻血が床に垂れ、それをきれいに拭き取れなかったことが原因だといいます。話を聞いた担任は、母親を説得して専門病院の受診を促し、母子ともに来院することになりました。

Dくんには、このころすでに落ち着きがない、物忘れが多いなど、ADHDのような症状が出ていました。まばたきや首を振るといったしぐさも多く、唸《うな》ったり奇声を発するなどの行為や、頻尿の症状も見られました。

一方、弟のEくんは、学校で頻繁に腹痛を訴えたり、図工の時間に海や空を真っ黒に塗りつぶした絵を描いたりする、といった指摘が担任の先生からあり、一緒に治療をしていくことになりました。

母親のほうはというと、医師が二人の症状について説明するあいだも、「この子たちは平然と嘘をつく」、「何度言っても覚えが悪く、言うことを聞かない」など、ネガティブな発言ばかりを繰り返します。育児とパートの両立、家庭を顧みない夫へのストレスが、わが子に向かってしまっていることが推察できました。

家庭や学校とも連携して行う治療

前述の症状から、Dくんは、多動性障害およびトゥレット症候群（神経発達障害の一つで、「運動チック」と呼ぶ首ふりやまばたきなどや「音声チック」と呼ぶ鼻すすりや咳払いなどが長期間続く症候群）と診断されました。

家族と別居はさせず、通常どおりの生活のなかで治療を行っていくこととし、Dくんには薬物治療を行うかたわら、箱庭療法などの心理治療を続けました。

親に対してのケアも必要だと判断し、継続的に両親と面談を行いました。これは、Dくんの回復には家族の受容的なかかわりが必要であることを理解してもらい、家族関係の再構築を図るためです。

ふだんの生活に治療を取り入れていくうえでは、両親だけでなく、学校の先生などに対しても同様の情報提供をすることが大事です。学校で、先生たちがDくんとどのように接するか――たとえば落ち着きのないそぶりをしても、それを強く指摘したり、制止したりするのは避け、まずは穏やかに見守るよう助言しました。
その結果、Dくんの症状は徐々に改善し、まず、衝動的な行動が軽減していきました。また、弟のEくんに対しては描画療法を施したところ、最近では暖色系の色を使って花や草木などを描くようになりました。

思春期前に現れやすい症状

この兄弟の母親のようにストレスが高いと、言葉の暴力や行き過ぎたしつけにつながる可能性があります。

厚生労働省の福祉行政報告例によると、子どもにマルトリートメントをする者の五〇%以上は母親で、父親は三五%程度だといわれますが、この比率は、一九九〇年に統計をとり始めて以来、ほぼ変わりません。理由はひとえに、家庭でのおもな養育者が母親だからです。父親が育児に積極的に参加し、母親の負担やストレスが少なくなれば、この比率が変わり、マルトリートメントの件数も減る可能性があります。

Dくんくらいの思春期前の子どもの場合、家庭環境や親子関係に問題があると、次のような症状が出る傾向にあります。

- 心身症（反復性腹痛、心因性頻尿、遺尿、周期性嘔吐症）
- 注意力障害
- 学習困難、学力低下
- 衝動統制力、対人関係能力（コミュニケーション力）の未熟さ
- 反抗挑戦性障害
- いじめ（被害者にも加害者にもなりうる）
- 早すぎる思春期への突入
- 選択性緘黙《せんたくせいかんもく》（ある特定の場面や状況になると、話せなくなる症状）

学校などで子どもをサポートしている大人たちは、子どもにこうした症状が見られる場合、家庭へのはたらきかけを行うことが必要です。

ケーススタディ❸

Fくん（一四歳・男子）、父親からの厳格な体罰

睡眠障害が原因で不登校に

Ｆくんは、中学校では水泳部に所属しています。中学二年の夏休みから朝起きることができなくなり、徐々に夜型の生活となってしまった結果、二学期から不登校状態になりました。夜に眠れるようにと、市販の睡眠剤を試したものの、症状はいっこうに改善しません。

学校の勉強は理解はできるものの、興味が続かないといいます。学校に行かないかわりに塾には通っていましたが、週に三、四日の割合で遅刻しています。

父親は単身赴任中で、ときどき家族が住む家に戻るのですが、不登校のＦくんに対し、「学校に行かないのは根性がたるんでいる証拠だ」と言っては木刀で頭や身体を

叩いていました。じつは父親の勤める会社が倒産寸前で、父親自身、精神的に追い込まれて過度なストレス状況にありました。

Ｆくんは睡眠に問題があるほかには、とくに身体的な症状はありませんでしたが、彼と母親の訴えで父親の過度な体罰が発覚。状況を知った市の教育センターの助言で来院しました。

こころを傷つける体罰

診察後、まずは睡眠障害に対する薬物療法を行うと同時に、心理カウンセリング治療を開始しました。また、両親には、Ｆくんの不登校は「気の緩みや根性がない」からではなく、睡眠覚醒リズムの破綻が大きな要因だということ、過度な体罰はこころに傷を残すことを根気強く説明しました。

定期的に心理療法を行いながら、不登校で悩む子どもたちを支援する「適応指導教室」にも参加させたところ、Ｆくんは徐々に睡眠障害が改善。通学についても、教室までの登校はまだ難しいものの、「保健室登校」までは可能となりました。

その後、父親の会社は倒産し、一家は再出発のため、県外に転居しました。転居後、Fくんは新しい学校に適応できているといいます。

内外へ向かうこころのゆがみ

Fくんの年代、いわゆる思春期に入った子どものこころや身体のなかでは嵐が起きています。この時期に家庭環境や親子関係に問題があると、以下のような症状や行動が現れます。

- 心身症（不定愁訴、起立性調節障害、過換気症候群、摂食障害、過敏性腸症候群）
- 不安、抑うつ
- 不登校、ひきこもり
- 不眠
- 非行、家庭内暴力
- 強迫症状、自殺企図、リストカット

これらを見てわかるように、症状が内に向かうものだけでなく、外へ向かう場合も多くあります。

Fくんのケースからは離れますが、この時期の少年たちの脳は、たとえ判断能力があっても衝動性が高く、困難に対してこらえ難い状態にあります。つまり、非行や問題行動を起こしやすいのです。

だからといってそのような行動を肯定するわけでは決してありませんが、その背景には、これまで述べてきたトラウマ体験が潜んでいる可能性が大いにあります。十代の子どもたちが何か罪を犯したとき、彼らを厳罰に処すよりも、トラウマの傷を適切にケアし、健全な発達を促すことが、本人にとっても社会にとってもよいことだと、わたしは考えます。

ケーススタディ❹

Gさん（一二歳・女子）、両親間のDV目撃、性的マルトリートメント

発覚が遅れた性的マルトリートメント

四歳のときに両親が離婚し、Gさんは母親に引き取られました。父親から母親へのDVが離婚の大きな原因だったといいます。離婚後、母親の新しいパートナーと三人で暮らし始めますが、四歳から九歳まで、母親のパートナーから性的マルトリートメントを受けていました。

発覚したのは、小学校五年生のときのことです。「クラスで食べる給食のグループに、男子がいるのがいや」と、保健室で給食を食べるようになったのです。そこで初めて、養護教諭にこれまでの体験を打ち明けました。

Gさんには「解離性障害」の症状が見られ、現在、次のような六人の人格が彼女の

なかに存在しています。

「りょうこ」……一九歳。母親的な役割を担っている
「えり」……一五歳。大人っぽい
「きみこ」……一二歳。冷静で、人間の行動に関心がある。最近存在感を増してきた
「あゆみ」……一二歳。ふつうの女の子。動物や花が好き
「ゆり」……一二歳。凶悪、凶暴で、突然他人を殴りたくなる。条件が完全に整わない限り、めったに登場しない
「ゆい」……九歳。泣き虫で甘えん坊

これまで母親は、Gさんの多重人格の兆しには気づかず、彼女の言動に不可思議な点があっても「妄想につきあっている暇はない」と否定してきました。しかし、娘が情緒不安定になっていることについては気になっており、養護教諭の勧めで、ようや

く医療機関に受診させる気になりました。

Gさんは、左上腕にカッターナイフで傷をつけ、出血させるといった自傷行為がありましたが、それについての記憶がないといいます。これもまた解離症状の一つです。夜中に些細な音で目を覚ましてしまうなど、過覚醒の症状も出ていました。

少女を苦しめる複数のマルトリートメント

Gさんは、性被害によるPTSD、および解離性障害と診断され、薬物療法と同時にEMDR治療やトラウマフォーカスト認知行動療法など、複合的な治療を開始しました。最近では、過覚醒の症状などで改善が見られています。

このGさんのケースは、土台に両親間のDV目撃による愛着障害があり、そこへ性的マルトリートメントによるトラウマが積み重なっているため、非常に複雑な症状が出ています。トラウマ治療を含めた、慎重な見守りが引き続き必要と考えられ、今後も多くの機関と連携したサポートが求められます。

専門家の介入が必須な重度の症状

解離性障害は身近にあるものではないため、子どもの嘘や演技だと考え、放置してしまうことがありますが、こころに深い傷を負った結果、このような症状に見舞われている可能性が高いのです。ぜひこの病気への理解を深めていただき、もしまわりにこの疾病が疑われる子どもがいた場合、専門家の介入が必要だということを知っておいてください。

現在、母親はパートナーと別れたため、Gさんがマルトリートメントにあうことはありません。しかし、Gさんは今でも「誰かに体を触られたり、殴られたりしても、叫んでも、誰も助けてくれない」といった悪夢を見ることがあるといいます。

このような重度のケースの場合、根気強く治療に取り組むことが必要となります。

第四章　健やかな発育に必要な愛着形成

愛着とは

子どもに対するマルトリートメントと「愛着障害」には深いかかわりがあります。

近年では、子ども時代に「愛着（attachment）」をいかに築くかが、その後の人生に――特に精神的な面において――大きな影響を与えることも明らかになってきています。

本章では、マルトリートメントが原因で「愛着」をうまく形成できなかった子どもへの、治療とケアについて述べていきますが、その前にもう少し愛着と愛着障害について触れておきます。

愛着という概念を生み出したのはフランスの心理学者ピエール・ジャネ（一八五九〜一九四七）です。attachment はフランス語の attacher（しっかり固定する）から生まれた単語で「子どもと特定の母性的人物（親、養育者）とのあいだに形成される強い結びつき（絆）」のことをいいます。これまで日本では愛着と訳されてきましたが、最近では「アタッチメント」とカタカナで表記されることも多くなりました。

子どもは生まれてから五歳くらいまでに、親や養育者とのあいだに愛着（強い絆）を形成し、これによって得られた安心感や信頼感を足がかりにしながら、周囲の世界へと関心を広げ、認知力や豊かな感情をはぐくんでいくという成長過程をたどります。

「愛着は人間の赤子が生き延びるために必要不可欠なものである」という「愛着理論」を確立したのは、イギリスの精神科医ジョン・ボウルビィ（一九〇七〜九〇）と、アメリカの発達心理学者メアリー・エインズワース（一九一三〜九九）です。

ボウルビィは、生後一年以内の乳児にも、生来、母性的人物（親・養育者）に対する特有の愛着行動パターンが備わっていると考えました。言葉もまだ自由に話せず、一人ではほとんど何もできない乳児は、養育者に「愛着行動」を示すことによって、養育者を自分のほうに引き寄せ、その距離を常に近く保ちながら欲求を満たし、危険からも身を守っているというのです。

こうした乳児特有の「愛着行動」には、たとえば、

- 不安や危険を感じたとき、養育者の注意を引こうとして泣いて知らせる
- 養育者が自分のそばから離れているとき、居場所を確認するようにじっと見つめ、目で追う

・養育者が自分から離れていこうとするときに、ハイハイなどであとを追っていく

といったものがあります。

このような行動に養育者が愛情をもってこたえることにより、安定した愛着が形成され、養育者の存在は子どもにとって「安心できる安全な場所」となります。

ボウルビィが子どもの育ちと愛着について注目し始めたきっかけは、第二次世界大戦後、親を亡くして施設にいる子どもたちについて調査を行っていたときのことでした。孤児になる前に、両親や近しい養育者と安定した関係を築けなかった子どもほど、周囲と打ち解けずに無口でいたり、反対に、過剰なくらい馴れ馴れしくまとわりついたりする傾向があることに気づいたのです。

そこから研究をスタートさせたボウルビィは、人間の子どもが健やかに育つには、「安全と探索」という二つの側面が必要である、との結論に至りました。そして、愛着――親子の強い結びつき――がしっかり築かれていないと、この二つは正常に機能せず、その結果、こころと身体の発達に遅れや問題が生じたり、病気などに対する免疫力も低下すると

いうことを指摘しました。

「安全」と「探索」とは、つまりこういうことです。人間の子どもは大人の養育なしには生きていけません。生まれたばかりの子どもにとって、何よりも必要なのは、危険を避けて成長できる安全な環境です。通常、それは親のそばであり、ぬくもりある庇護《ひご》のもと、子どもの安全が保たれます。しかし同時に、広い社会で生きていくスキルを身につけるため、ときには危険を冒し、勇気を出して安全な場所を離れ、周囲を探索しながら、自分の世界を広げていく必要があります。

鬼ごっこ遊びを例に考えてみます。子どもは安全地帯にいれば鬼に捕まることはありませんが、いつまでも同じ場所に留まっていてはゲームが進行しないため、危険をかいくぐり、鬼の陣地を攻めたりします。そして、いよいよ危ないとなると、一目散に安全地帯へと戻っていきます。そうした駆け引きやスリルがおもしろいからこそ、子どもたちは好んで遊びたがるのでしょう。

子どものこころの成長も、この遊びの仕組みと非常によく似ています。子どもは安全地帯を足がかりにして、興味や好奇心に導かれ、外の世界へと冒険していきます。言い換えるなら、「親のそば」という場所があるからこそ、多少の危険や不安を感じても冒険できるということです。

エインズワースはこうした親のありようを「安全基地」と称しています。

家庭での男女の役割分担がはっきりしていたボウルビィやエインズワースの時代には、安全基地の役目を果たすのは「母親」とされることが多かったようです。しかし、現代社会では、父親や祖父母、ほかの保護者が子どものこころのよりどころとなることも少なくないでしょう。ただし、養育者が頻繁に替わると安心感が育ちにくいため、できるだけ同じ相手であることが望ましいと考えられています。ここでは説明の便宜上、「親（養育者）」としておきます。

何か危険なことが起きたとき、不安を感じたときに、親がそばにいない、あるいはそばにいても安心感を与えてくれないと、子どもはいつまでも活動できるエリアを広げていくことができません。探索する機会は減っていき、その結果、自立の準備がなかなか整わなくなります。

子どもが社会的、精神的に健全な成長を遂げるためには、安全・安心を保障してくれる確かな存在——親や養育者——と、親密な関係を維持し、安定した愛着を築かなければならないのです。

愛着の三つの形「安定型」「回避型」「抵抗型」

エインズワースは、愛着の形を検証するために「ストレンジ・シチュエーション」という実験を行いました。

一歳前後の幼い子どもが母親とこれまで訪れたことのない部屋にやってきます。そこにはたくさんのおもちゃがあり、子どもは誘われるように遊び始めます。以下、次のようなプロセスで実験を進めていきます。

①感じのよい女性が部屋に入ってきて、母親と会話をし、子どもとの遊びに加わる
②母親が、子どもと女性を残して部屋を出ていき、数分後に戻る
③母親と入れ替わりに、女性が部屋を出ていく
④母親がまた部屋を出ていき、子どもだけ残される

⑤しばらくして、女性が部屋に戻る
⑥しばらくして、母親が部屋に戻る

実験に登場する見知らぬ女性には、子どもに「ストレスを与える存在」としての役割が与えられています。

エインズワースは、子どもが母親と別れ、そして再会するという状況のなかで、母親を安全基地としているか、またその場所が確かな避難場所となっているかを観察しました。

- はじめての場所でも、母親がいれば安心して遊ぶ。母親が部屋を出て初対面の女性と二人になったときには混乱や不安を示すが、母親が戻ってくると落ち着いてまた遊び出す「安定型」
- はじめての場所で遊ぶことも、母親が部屋を出て初対面の女性と部屋に残されることも不安に感じるが、一向に行動には表さず、母親が戻ってきたときも無関心を装う「回避型」

・親と一緒にいるときは安心して遊んでいても、母親が部屋を出て初対面の女性と二人きりになると極端に動揺し、母親が戻ってきてもネガティブな感情を引きずって、あやされることに抵抗を示す「抵抗型」

子どもによってこうした違いが出てくるのは、親の育児法が異なるからだというのが、エインズワースの考えです。そして、つねに親が子どもに愛情を示し、「安全基地」としての役目を果たしている場合、子どもは「安定型」になると結論づけました。

一方、「回避型」「抵抗型」は、その役割が果たされておらず、親子の愛着は不安定な状態にあります。

親子の関係は、それぞれが生まれもっている個性や環境などとも深くかかわっており、育児法だけで単純に因果関係を断定できるものではないという点で、現在では、この理論には問題点があるとの指摘もあります。しかし、一つの目安として、愛着にはこうしたパターンが現れやすいということには注目してもよさそうです。

その後、四つ目として、アメリカの心理学者、メアリー・メイン氏らにより「混乱型」

の存在が発見されました。「無秩序／無方向型（disorganized/disoriented type）」と訳されるこのタイプは、母親が部屋を出るときに抵抗や回避が混ざり、ぼうっとするなどの行動が見られ、母親が戻ってきても混乱や不安を示すのが特徴です。

そして、マルトリートメントを経験した子どもの六〇～八〇％がこの「混乱型」の愛着を示したといいます。また、トラウマ体験をもたなくても約一五％の乳幼児が同様の愛着の形を示し、その背景として、親自身のトラウマが未解決である可能性を指摘しています。

愛着形成のプロセス

一歳を過ぎ、自分の意思で自由に動き回ることができるようになってからも、子どもは不安を察知すると、愛着の対象者（親）のそばにすり寄ってきたりするものです。自分を温かく守ってくれる存在を肌で感じることで、緊張を解き、愛情を補給しているといってもいいでしょう。

脳の発達においても大事なこの時期、特に五歳ごろまでは、「見る」、「聞く」、「触れる」といった五感もフルに使って親の愛を確かめる行動が続きます。目と目を合わせ、笑みを交わし、スキンシップでこころを弾ませながら——そう、子どもは本当にスキンシップが大好きなのです——、人と人はどのようにコミュニケーションをとると気持ちがよいのか、文字どおり身をもって体験し、愛情のやりとり＝キャッチボールの仕方を学んでいきます。これが、健全で安定した愛着形成の一プロセスです。

乳児期のころの子どもにとって、世界の成り立ちは非常に単純明快です。いま、自分の目の前にあるものだけがすべてであり、当然ながら過去や未来といった概念はよく理解できていません。やがて、想像力が豊かに発達し始めると、目の前で起きていること以外にも、こころのなかで想像したり、思い出したり、推測したりできるようになります。

仮に親がそばにいないような場合でも、しっかりと愛着が築かれていれば、「自分は守られ、愛されている」というイメージを思い描くことによって、安心感を保つことができるようになります。ひとたび危ない目に遭えば、過去の経験をひも解いて、あのときみたいにきっと親が助けに来てくれる——そう考え、勇気をもつのです。

また、親以外でも自分のことを気にかけ、同じような愛情を示し、自分と接してくれる人がいるということを学び始めるのもこの時期からです。つまり、愛着を基盤にして、

・親と同じように自分に接してくれる相手は、安心していい
・自分を助けてくれる人は、親以外にもいる

といったことをだんだん理解するようになっていきます。

そして、親が信頼する相手のことを、同じように信頼するようにもなります。それと同時に、一人で物事に対処していく力やスキルも徐々に身につけ、他人と助け合うことを学びながら、社会のなかで自立していきます。

子どもはこのようにして幼い時期から世界を広げ、成長を続けていくわけです。これは非常にすばらしいことであり、同時に、ものすごくパワーのいることでもあります。そして、そのパワーを支えているのが、「親から愛されている、大切にされている」という安心感です。

不安なときにさっとさし伸べられた手、抱っこしてもらったぬくもり、温かなまなざし、笑顔・微笑み、やさしい言葉——。それらこそ、子どものこころの成長に欠かせな

い、大切な養分だといえるでしょう。

愛着障害とは

前述のボウルビィとおなじ時代に、サルを実験対象として愛着について研究した学者がいます。アメリカ・ウィスコンシン大学の心理学者ハリー・ハーロウ（一九〇五〜八一）です。彼は実験室において、幼いときに母親から離された子ザルが健全に成長しないことに気づきました。親という「安全基地」をもたない子ザルは、たとえそのほかの養育環境が整っていても、早くに死んでしまうことが多かったのです。

また、実母の代わりに、ぬいぐるみなどの代理母を子ザルに与えて育てると、早くに死ぬ割合こそ減ったものの、異常な行動をとるようになり、成長とともに攻撃性を増していくということがわかりました。

これらの古典的な知見に端を発して、その後も親子間における「愛着の剝奪《はくだつ》や不足」に関する研究が続けられ、成果が報告されています。

なかでもカナダのマニトバ大学、マイケル・ミーニー氏らのマウスを使った実験がよく知られています。成長過程で母親からグルーミング（毛づくろい）やリッキング（なめる行動）をされ大事に育てられた仔マウスは、社会的にも情動的にも正常な発達を遂げますが、そのようなケアを受けずに育った仔マウスは、成長後、ストレスや不安が高まることを明らかにしたのです。つまり、愛情ある養育のありなしは、その後のストレス耐性に関係するということです。

みなさんもいっしょに想像してみてください。いたいけな子どもが、助けを必要としているときに、親から無視され、放っておかれる。愛情を伝えようと近寄り、親を見上げ、微笑みかけても、同じような反応は返ってこない。不安で元気がないときにも、共感や励ましの言葉をかけてもらえない。これでは健全な愛着は形成されません。

子どもは親との愛情・信頼のキャッチボールを通して、人間関係について学び、社会のありようを知っていくわけですから、それが不十分だと、人とのかかわり方自体も変わってきてしまいます。実際、親子の愛着が希薄だと、子どもは生来もっている愛着行動をとらなくなっていきます。

たとえば親がどこかに外出しようというときに、後追いをしたり泣いたりしなくなり、親が帰宅しても、喜びもしないどころかそっぽを向いたまま。人とのかかわり方というのはこれが基本なのだ、これが普通なのだと思い込み、成長して社会に出てからも、他者との人間関係をうまく結ぶことができません。

このような、愛着が不足した結果として出現するさまざまな症状を総括したものが「愛着障害」です。これまでこころの問題とされてきた分野でもありますが、脳の発達そのものにも大きな影響を与えているというのは、第二章でも述べたとおりです。

特に、幼児期に受けた過度なマルトリートメントに起因する愛着障害は、感情制御機能に問題が発生しやすく、うつ病や多動性障害、解離性障害などの重篤なこころの病へと推移するといわれています。

反応性愛着障害と脱抑制型対人交流障害

精神医学の分野において、愛着障害というのは比較的新しい概念でもあるため、診断基準については未だ安定していないというのが現状です。アメリカ精神医学会では、精神疾患の診断に関する標準的なガイドラインを提示することを目的に、『精神疾患の診断・統計マニュアル』を定期的に刊行していますが、二〇一三年に出版した第五版において疾患の分類や診断基準の大幅な改訂を行いました。

この改訂版では、愛着障害は、先に述べた「反応性愛着障害」と「脱抑制型対人交流障害」に分類されています。

「反応性愛着障害」は、対人関係のなかで、適切な反応をすることができず、いわゆるあまのじゃく的な言動をとってしまうのが大きな特徴です。自分の世話をしてくれる人に対して強い警戒心を抱き、甘えたくても素直に表現ができません。やさしく接してくれる相手に腹を立てたり、怒って泣いたりするなど、矛盾した態度を見せることもあります。幼いころ、親とのあいだで愛情のキャッチボールをしてこなかったせいで、他人全般を信用できなくなっているためだと考えられています。誰かを信頼する、人に甘えるという経験値が極端に低いため、自分に向けられる愛情や好意に対しても、怒りや無関心で応じてしまうのです。

反対に、「脱抑制型対人交流障害」は、他人に対する愛着はあるものの、特定の相手に対して愛着を示す能力が著しく欠如しています。誰かれかまわずに愛着を求め、愛情を振りまくため、一見社交的に思われますが、他人に対して無警戒で、相手をよく吟味しようとしない傾向があります。

たとえば小さな子どもは、転んで痛い思いをすると泣きながら一目散に親のもとへと駆けていったりします。近くにいる見知らぬ人が手をさしのべても、よけい泣き叫び、仮に抱っこされても、親を求めて身体を反らせたりするものです。ところが、脱抑制型対人交流障害の子どもは、この知らない人物に抱っこされても拒否反応を示すどころか、なついて離れなかったりするのです。

成長後も、初対面の相手に馴れ馴れしくふるまったり、周囲の人間に過剰な愛情を示したりするせいで、かえって警戒されたり疎《うと》まれたりすることも多いようです。本人には自覚がないため、相手の反応に傷つくこともあれば、警戒心が弱く、人の言葉をうのみにすることから、思わぬ危険に巻き込まれたりするケースもあります。

マルトリートメントとの関連でいえば、五歳ごろまでに何らかのマルトリートメントを継続して受け続けると、七六%もの人が愛着障害を起こす――そう指摘するのは発達性トラウマ障害を提唱したボストン大学のベッセル・ヴァンダーコーク氏です。

現代では、愛着障害と診断されないまでも、マルトリートメントが原因で愛着の形成に何らかの問題が生じ、その後の対人関係や社会生活に大きな影響を与えるケースも増加してきています。

愛着障害と発達障害との違い

臨床現場で「愛着障害」と混同されがちなのが、自閉症や知的能力障害（知的発達症）などの「発達障害」です。

愛着障害は発達の遅れ、特に認知や言語習得の遅れを併発するため、症状からだけでは発達障害と区別がつきません。わたし自身も、診察に来た子どもの症状から、これは発達障害なのではないかと診断に悩んだ経験が何度もあります。

たとえば反応性愛着障害では、自分の殻に閉じこもって他人と目を合わせないなど、自閉症に似た症状が見られることがあります。脱抑制型対人交流障害では、落ち着きがなく物事に集中できないせいで、学習障害に発展するといった症状が出ることもあるため、ADHD（注意欠如・多動症）などの発達障害との区別が難しい場合があります。

愛着障害を発達障害（またはその逆）と診断し、それに基づいて治療を施しても、一向に症状の改善は見られません。なぜなら、症状が似ていても、当然ながら治療法は同じではないからです。

ＡＤＨＤの子どもをもつ親は、この症状をより理解し、能力を伸ばすためにペアレント・トレーニングと呼ばれる心理教育を受けて、対処法を学びます。これは行動療法をベースにしたもので、「好ましい行動」や「好ましくない行動」があることに気付き、後者を減らすためのテクニックを親が習得するものです。そのことにより、親子間のこじれを解消し、よりよい関係を築くことを目指します。

一方、愛着障害の場合、ＡＤＨＤといった一つの症候群にのみ対処していくだけでは十分ではありません。愛着障害は人と人との関係性のなかで生じる病理なので、親だけでなく養育支援者や保育士、教師など全方位と良好な関係性を築くことが必要となります。このような複数の大人たちが、医療従事者とともに一つのチームとなり、愛着障害に苦しむ子どもを取り囲むことによって、大きな輪のなかで良好な関係を循環させることができるというわけです。

第二章で述べたとおり、発達障害の子どもは、投薬などの治療を施せば報酬系の機能を正常な働きまで近づけることが可能ですが、愛着障害の子どもの場合、この領域の脳の働きはさらに弱く、極端なほど、やる気や達成感、喜びなどを感じにくいというのも大きな違いです。

また、発達障害の子は、成長とともに症状が落ち着く傾向にあるのに対し、愛着障害は、適切なケアを施さないと症状が改善されないという点も見逃してはいけません。反応が鈍くなってしまった脳の機能を改善させていくには、子どもの症状に見合った長期的な根気強い治療が必要になります。

発達障害と愛着障害のどちらの場合においても、基本的な行動療法や子育てのなかで、「褒める」ことはとても大切です。しかし、愛着障害のある子どもには、より褒めて育てることが必要になります。

愛着の再形成を促す

マルトリートメントが原因で愛着障害を起こしている子どもの場合、こころに大きなトラウマを抱えているケースがほとんどです。じっくりと根気よく子どもに寄り添いながら、トラウマによるダメージから回復させ、自立を促す治療が必要になります。

このような治療と並行して、愛着の再形成のためのケアも進めていきます。子どもが誰か特別な人に対して信頼を寄せ、愛着を築くことができるような環境づくりを行うのです。そのためには、児童養護施設や児童自立支援施設で、あるいは里親や特別養子縁組などの制度を活用して、子どもが安全に、安心して生活できる場を用意することが先決です。

愛着に対する心理療法でいちばん大切なのは、「わたしのそばにいるこの人は、安心できる存在だ」と思えるように子どもを導いていくことです。

新しい環境で新しい養育者と向き合うとき、年齢が低い子どもの場合、「親試し」といって、赤ちゃん返りをしたり、暴れたり、新しい親や養育者に噛みついたりといったリアクションを見せます。それまでと打って変わって聞き分けが悪くなり、新しい養育者のそばを離れようとしなくなります。不安がって夜一人で寝られなくなったり、指しゃぶりや夜尿などが復活したりすることもあります。これは「この人を信用して、安心していいのだろうか」という気持ちの表れでしょう。

ある九歳の男の子は、養育者の膝の上に座ってスプーンで食べさせてもらわないと食事をとらなくなりました。こういう場合には無理強いするのではなく、その子どもの状況を受け入れ、温かく見守るという姿勢が大切です。

小学校高学年以上の子どもの場合、体の不調やアレルギーなどの持病の悪化を訴えるケースがあります。また、衝動に対するコントロール力が低下し、周囲に攻撃的な態度を見せるなどの問題行動を起こす子どももいれば、自己肯定感が著しく低下して気分が落ち込み、学校での学習に支障が出て成績が下がる子どももいます。このように、二次的な症状悪化につながることもあるので注意が必要です。

こうした行動を繰り返しながらも、子どもは少しずつ、本来、親と子がもつべき愛着とはどういうものなのかを学んでいきます。やさしい言葉や思いやりにあふれた環境を知り、安心と安全を実感していきます。

信頼できる大人がすぐそばにいるという事実が、子どものこころを安定させ、「自分は価値がある人間なんだ」という自覚や自信を芽生えさせます。愛情を基盤としたこの感情こそ、社会で生き抜くために子どもがもっとも必要とするものなのです。

とはいえ、トラウマの克服と同様、愛着の再形成にも非常に時間がかかります。子どもたちの多くはすでに適切ではない愛着スタイルを身につけているため、まずはそれを解消させ、あらたに健全な愛着を積み上げていく必要があるからです。ゼロからの出発ならぬ「マイナスからのスタートだ」と言う専門家もいるほどです。

また、愛着障害の子どもたちは、先にも述べたとおり、親から褒められたり、何かを達成したときに一緒に喜んだりといった経験が少ないことから、極端に自己肯定感が低い傾向にあります。そのため、周囲の人間が褒めたり、やさしい言葉をかけても、なかなか子どものこころに届きません。

反対に、叱られるなどのネガティブな行為に対しては敏感で、些細なことで注意されるだけでも「フリーズ」してしまうといったことがよく見られます。

治療やケアにあたる医師や援助者には、子どもの様子をつぶさに観察し、じっくりと腰をすえて健全な愛着を築き直していく姿勢が求められます。実際、それは気の遠くなるほど長い道のりです。回復の兆しが見えかけたと思えば、また振り出しに戻る、その繰り返しです。「ゆがんだ愛着」という鎧《よろい》から子どもを解き放つのは、容易なことではないのです。

それでも治療は決して無駄にはなりません。

たとえ時間がかかっても、こころと脳は少しずつ癒やされていくものです。脳科学、精神医学の医師として治療の現場に長く携わってきて、それだけは確かだと言えます。ただ、同時にこうも思うのです――ああ、あと数年早く、この子どもたちと出会っていたら、もっと有効な手だてがあったはずなのだ、と。

マルトリートメントの被害にあっている子どもを一日でも早く救い出し、こころのケアをしていく必要性、重要性を強く訴え続けているのは、そんな思いからなのです。

必要とされる親へのケア

愛着障害を考えるときに忘れてはならないのは、こうした子どもの親もまたこの障害で苦しんでいる場合が多いということです。

マルトリートメントを行うまでには至らないものの、子どもとどう接してよいのかわからず、愛のこもった言葉のやりとりやスキンシップが極端に少ない――そんな親子の関係も近ごろ増えてきています。

このため、現在では、子どもの治療だけでなく、親に対する治療・ケアも視野に入れたサポート体制づくりが急務となっています。カウンセリングや心理療法だけでなく、症状によっては投薬などの治療も考えます。

こうした現状を受け、最近では、親や養育者を対象に、子どもとの愛着を適切に形成していくためのプログラムも多く実施されるようになりました。脳科学的に立証はできていないものの、「愛着修復プログラム」（修復的愛着療法）といって、養育者に対するペアレント・トレーニングと、養育者自身の生育歴の振り返りを併せた心理治療なども行われています。

そのほかにも、何気ない日頃のコミュニケーションを意識することで、子どもとの関係をよりよくできるものに、CARE（Child-Adult Relationship Enhancement）と呼ばれる心理教育的介入プログラムがあります。

アメリカ・オハイオ州シンシナティ子ども病院で開発されたこのプログラムは、トラウマにさらされた可能性のありなしを問わず、すべての大人が試すことができるようにつくられています。

ロールプレイ（役割演技）を通して、具体的に体験しながら子どもへのかかわり方を向上させる技法で、わたしの診療部では、子育てに不安を抱えている家族、不登校の子どもなどに対し、このCAREを積極的に実践しています。

日本では、白梅学園大学の福丸由佳氏が中心になり、CAREの実践および普及のためのワークショップを行っています。本来、専門家による指導のもと、実践されることが好ましいとされていますが、特別にその一部を紹介しましょう。

親や身近な大人が子どもに対して「積極的に使いたい三つのコミュニケーション」があります。

①繰り返す
②行動を言葉にする
③具体的に褒める

①では、子どもが「ねえ、真っ赤なりんごを描いたよ」とあなたに伝えたとします。

「ほんとだ、真っ赤なりんごを描いたんだね」と、子どもの適切なセリフを繰り返すことにより、子どもが会話の主役になります。自分の話を聞いて、理解を示してくれることが子どもに伝わります。このようなやりとりによって、子どもは会話を上達させ、その頻度を増やします。

②では、たとえば絵本を棚に戻すという子どもの適切な行動に対して、「あら！　お片付けしてるのね」と、言葉がけすることにより、あなたが興味・関心を示していることが伝えられます。子どもにとってはこれはよい行動なのだと学習する機会にもなります。そうすれば、子どもはいま行っている課題に対して注意を保つことができ、行動についての考えをまとめることができます。

③では、「お友だちにおもちゃを貸してあげられたんだ。えらいね！」と、具体的に子どもの好ましい行為や姿を褒めます。褒めることは、罰や脅かしよりも、よい行動を増やす効果があります。子どもだけでなく、あなたもよい気分になり、よい関係が築けるはずです。

一方、「避けたい三つのコミュニケーション」は次のとおりです。

①命令や指示
②不必要な質問
③禁止や否定的な表現

①でいう命令や指示は、子どもから主導権を奪ってしまいます。たとえば学校で出された絵日記の宿題に子どもが取り組んでいるとします。子どもは扱うテーマを決めています。しかし、宿題を充実させたい大人はつい、「こんなふうにやってみたら?」といった提案をしてしまいます。これは、ひそかに子どもがあなたに従うことを期待しての声かけといえるでしょう。もし子どもが従わなければあなたの気分も悪くなり、子どもも楽しめなくなります。

②では、たとえば考えごとをしている子どもに、唐突に「何について考えているの?」といった不必要な質問をすると、子どもの行動を中断させ、集中を切らせてしまいます。また、「もう部屋に戻るわけ?」というような質問の仕方が詰問調になることにより、子

どもの考えに反対しているようなニュアンスを与えることになるので注意しましょう。

③の「〜はやめて」、「〜はだめ」、「〜しないで」といった否定や禁止は、しばしば不愉快な相互作用を生じさせます。「すぐに泣くのはやめて」、「言い訳してもだめ」、「散らかさないで」。われわれ大人は、このようなセリフをイライラに任せて発してしまいがちですが、否定的な言葉で問題が改善することはまずなく、かえって子どもの否定的な行動を増やすことにつながります。

子どもの発達環境を整えるうえでも、悩める親への支援は非常に重要です。子どもが将来、自分の子どもに対して同じようなマルトリートメントを行い、いびつで不完全な親子の愛着関係を築かないためにも、今後、医師をはじめとする専門家や、社会福祉機関がさらに連携を強め、親のこころの問題に取り組むシステムづくりを考えていくべきでしょう。

具体的な親へのサポート、ケアについては、終章でも詳しく述べたいと思います。

ケーススタディ❶

Hちゃん（六歳・女児）、母親の死、娘と向き合えない父親との愛着障害

注がれない愛情

Hちゃんは五歳のとき母親を亡くし、父親と二人暮らしです。父親は、以前から夜勤の仕事に就いているため、Hちゃんは夜は母方の祖父母の家で過ごしています。祖父母も病気がちで、Hちゃんを継続して養育することは困難でした。

発達上、特に問題は見られず、保育園では好きな遊びにはじっくり取り組むことができました。反面、興味のないことには辛抱できないといった特徴があるほか、カッとなると感情のコントロールがきかなくなり、ほかの子を叩いたりなどのトラブルが多く見られました。家庭では、常に父親の顔色をうかがって自分を抑えていることもあり、園でその反動が出ているようです。

また、痛みに鈍感になっているのか、転んでもあまり泣かず、ときどき、トイレではない場所でおしっこをしてしまうこともありました。非常にこだわりが強く、思いどおりにならないと、自分の頭や手を叩くなどの自傷行為もあるため、保育園から受診を勧められ、来院しました。

父親は育児と仕事の両立に追い詰められている様子でした。さらに聞き取りをしてみると、Hちゃんといっしょにいるとイライラしてしまい、否定的な言葉とともに、つい手が出てしまうといいます。じつはこの父親も子どものころ祖母から身体的なマルトリートメントを受けて育った過去がありました。

複雑な家庭環境

Hちゃんの落ち着きのなさは、診察室でも目立つほどでした。楽しく遊んでいるときは、スタッフともしっかりと目線が合いますが、怒られているときや、人と話していて照れたりすると視線を合わせません。興味がないことについては会話が続かず、一人でもふらりとどこかに出かけてしまい、親がいなくても気にしない様子でした。

父親は、Hちゃんの症状についての関心が低く、当初、薬物治療や心理治療についても消極的な態度をとっていました。その間にHちゃんは小学校に入学し、普通クラスに在籍。二年生になったころから薬物療法を開始したところ、友だちとのトラブルなどは依然あるものの、症状が落ち着き始めます。遊戯療法（プレイ・セラピー）も並行して行っていきました。

現在は、おしゃべりが多い、大声を出すなどの症状はまだ残っていますが、学習にも意欲的に取り組むなど、学校での生活はずいぶん安定したものとなってきています。

ただ、家庭面では、父親が再婚し、義母が男児を出産。義母は「どうしてもHちゃんのことを愛せない」と言います。ここでまた、家庭でマルトリートメントが始まってしまえば、Hちゃんは再びこころに傷を負うことになります。体罰が発達に与える悪影響についてはは再三話をし、症状が改善してきたHちゃんのためにも、二度と手をあげることのないように約束をしてもらいました。

愛着の再形成のための治療

Hちゃんのケースの場合、まずは、自分が「価値ある存在なのだ」と実感できるための支援が必要でした。幸い、早い時期に介入することができ、周囲の支援や治療の効果もあって、深い根雪が陽の光を浴びて少しずつとけるように回復していきました。Hちゃんが、子どもらしい笑顔を見せたときなど、小児科医になってよかったと感じたものです。

このケースに限らず、愛着の再形成には多大なエネルギーと時間を必要とします。特に、トラウマを抱えたり愛着障害を起こしたりする時期が幼ければ幼いほど、発達過程ですぐさま問題が顕在化してきます。しかし、日常の生活環境をととのえ、愛着の再形成に焦点をあてたこころのケア（心理治療）を根気強く施すことで、子どもは徐々に回復し、健康な明るさを取り戻していきます。

もちろん、子どもの育ち（発達）には個人差があり、発達の特性や、愛着障害の状況、トラウマの程度、レジリエンスなどが複雑に絡み合っています。とはいえ、Hちゃんのケースのように、関連する専門職と早期に連携し、支援することができれば、改善の道は大きく開けます。

ケーススタディ❷

Iくん（九歳・男児）、親の養育困難による愛着障害

こころの傷つきが外へ向かうとき

Iくんは母親と二人の兄との四人家族です。Iくんが四歳のとき、両親が離婚。父親が家を出ていきました。それまでも父親は子どもの世話をほとんどしなかったといいます。母親は仕事で忙しく、健康面に問題を抱えています。

中学二年の長兄は万引きなどの非行行動を頻繁に起こしたり、暴れて家のものを壊すこともありました。Iくんが八歳のころ、父親から連絡が来るようになり、それ以来、数回会っているといいます。

学校では、努力を要するような課題に集中して取り組むことができず、教室を飛び出すこともしょっちゅうです。カッターナイフをクラスメイトに向けたり、奇声をあ

げたりといった問題行動も目立ち、兄の口真似なのか、暴力的な言葉もよく聞かれました。どうも友だちや教師の注意を引きたいために悪いことをする、という一面もあるようです。自分の思いどおりにいかないと、すねたりキレたりし、イライラをつのらせます。

学校から児童相談所に連絡があり、愛着障害ではないかという判断で、受診に訪れました。

母子で取り組む治療

診察室では、Iくんは非常におとなしく、母親との関係性も悪くありませんでした。家庭内でも比較的落ち着いているため、学校の言動について理解していない母親は、そもそも受診することにも納得していないようでした。学校での振る舞いについて聞かされ、児童相談所をはじめ、さまざまな機関が介入してくることに対しても、戸惑いを隠せない様子でした。

まずは薬物療法を開始しましたが、目に見えるような改善はなかなかありません。

しかし、MRI検査時に内服を一時中止したところ、明らかに様子が違ったため、薬の効果はあるのだと判断できました。休薬すると兄弟げんかが目立ち、症状の波が激しくなることもわかりました。

心理カウンセリングも並行して行いました。Iくんは当初、とても自己肯定感が低く、「お母さんが怒るのは、自分が悪いから」という発言をたびたび繰り返していました。自分の行動に自信がもてない状況で、警戒心も強く、常におどおどした態度です。しかし、カウンセラーと時間をかけて話をすることにより、こころの安定が少しずつ見られるようになり、自信を取り戻していきました。

母親にはペアレント・トレーニングを受けてもらい、そのおかげで、Iくんがよい行いをしたとき、積極的に褒めるようになりました。これは大きな変化です。また、毎回の受診時には必ずスクール・ソーシャルワーカーも同行していたため、学校でも、Iくんが頑張ったときは、褒めてもらうようお願いしました。

学校や家庭での状況を、関係者のあいだで共有できたことは、治療に大きく役立ちました。母親も、医師と学校が連携して息子を見守ってくれていることに安心感をもったようです。

最近では、教室から飛び出したり、奇声をあげたり、といったこともほとんどなくなり、明るく、意欲も感じられるようになったという報告もありました。学習面では、小学一、二年生のときに勉強に集中できなかったせいで基礎ができておらず、苦労しているものの、「勉強が遅れるから、学校は休みたくない」と自ら話すようになりました。

家では兄弟げんかも減り、お手伝いもするようになったそうです。

褒め育てがもつ力

受診に来た当初は自己肯定感がとても低かったIくんですが、母親をはじめ、周囲の人たちから褒められることで、目に見えて大きな回復を見せました。医師として、非常に大きな達成感を味わったケースでもあります。

生理学研究所の定藤規弘氏の研究室が、「食べ物やお金と同じように〝褒められる〟ことも『報酬（ご褒美）』として脳内で処理されている」ということを発見しました。

他人に褒められるときに反応する脳の部位は、お金などの報酬をもらえるときにも反応する線条体（97ページの図2－15）の一部であることがわかったのです。子どもを褒めて育てることの重要性が、脳科学であらためて確認できました。

いまの子どもたちには自己肯定感が低いケースが目立ちます。親や教師は、子どもの問題行動をただ単に否定するのではなく、むしろ少しでもよいところがあったら、しっかりと褒めることが大事です。

ご褒美はお菓子やお小遣い、ゲーム機でなくてもよいのです。褒めることが、ご褒美としてしっかりと子どもの脳に響いているのです。

ケーススタディ❸

Jくん（一二歳・男児）、父親の激しい体罰による愛着障害

学校で発見された体罰の痕跡

　幼いころからずっと、Ｊくんは、ひどい体罰を受けてきました。父親が、「しつけ」と称して暴力をふるうのです。これまでも、腰のまわりや太腿、足首、手首、頬などに複数のあざが確認されていたといいます。

　小学校に入学してからも、その体罰は続きました。弟のＫくんも、登校時に右ひじの内側などに原因不明のあざを発見されたことがあります。また、母親から食事を与えられていないのでは、と疑われるような状況もありました。

　Ｊくんに話を聞いてみると、ベルトで叩かれるなどの暴力を受けていたばかりか、弟のＫくんを叩くよう、親から強要されていたともいいます。

学校では、友だちにからかわれたりすると、その子を見かけるたびに殴ったり、ランドセルの中身を荒らしたりします。止めに入った友だちを押し飛ばしたこともありました。カッとなると、親に受けた体罰と同じようなことを友だちにするのです。

Jくんは学校からの勧めで、両親と一緒に来院しました。

親の変化がもたらした症状の改善

当初、両親は「子どものためを思って体罰をした。あくまでもしつけの一環だ」と主張していました。父親自身も、厳しい体罰を受けて育ったことが自立につながったと考えており、体罰は教育のためだと信じて疑わないのです。

そのため、まずは両親の意識改革が必要でした。「過剰な体罰は、決してよいしつけにはならない」ことを何度も説明し、体罰以外の方法、たとえばトークン（よい行動に対する代用貨幣＝ご褒美）を与えることで、子どものやる気を引き出すようアドバイスしました。Jくんがよい行動を見せたらスタンプやシールなどをご褒美として与え、できるだけプラスの評価をしていく、というものです。

同時に、イライラの原因になるストレスへの対処法や、体罰を行わずに自分の意見を適切に伝える方法を学んでもらいました。

そして、「たとえどんなことがあっても、あなたたちはかわいくて大事な存在である」と、きちんと伝えること、また、子どもの様子をよく観察し、落ち込んでいたりしたときには、「ちょっと辛そうだね、何かあった?」というふうに、さりげない声かけをすることなどを促しました。親の言動が変わっていくにつれ、Jくんにも変化が現れました。

一方、Jくんに対しては、薬物療法と箱庭を使った遊戯療法を開始しました。また、Jくんのこころのなかには、「体罰を受けたのは自分が悪いからだ」という感覚がずっと残っていたため、そうではないことを繰り返し伝え、再認知を促すことで徐々に問題行動が減っていきました。

親子関係を修復する方法

Jくんのような場合、気をつけなければならないのは、状態が落ち着いて、自分の過去を振り返る余裕ができたときです。被害の記憶がよみがえったとき、Jくんが再び不安定になる可能性があるので、このときにも適切なケアをする必要があります。

また、今回のケースでは、体罰を正当化して疑わない、親の心理教育も大きなポイントとなりました。根気強く説明を繰り返し、健全な親子のあり方について理解をしてもらうことが、愛着の再形成につながります。

愛情を言葉にして伝え、小さなことでも子どもを褒める。この二点から親子の関係を修復するようアドバイスしていきます。子どもは、自分の些細な変化に気づいてもらうだけでもうれしいものです。それが、自己肯定感を維持することにもつながります。

時には子どもを叱らないといけないこともあるでしょう。感情にまかせて叩くなどは、もちろん論外ですが、「叱るのはせいぜい六〇秒以内」と覚えておくとよいでしょう。

終章　マルトリートメントからの脱却

負の連鎖を断ち切るために

読者のみなさんのなかには、「虐待は連鎖する」という話を聞いたことがある方もいるでしょう。

一九九三年に、イギリスの精神科医ジャック・オリバー氏は、イギリスとアメリカで編集された六〇以上の膨大な研究報告書をもとに、マルトリートメントによる影響が世代を超えてどの程度、どのように伝播するかにかかわる家庭内の要因について、現在までに得られている知見を検証し、異世代間の児童虐待——つまり、世代間に連鎖していく虐待——について、発生率を予測しました。

その結果、子ども時代にマルトリートメントを受けた被害者が成長して親になったとき、自分の子どもに対してもマルトリートメントを「行う確率」は三分の一。「行わない確率」もまた三分の一で、「どちらにも傾く可能性がある」のが残りの三分の一という数値が出ました。

この予測から見えてくるのは、愛情をもらうべき相手（親）からマルトリートメントを受けるという苦しみを味わった人たちの三分の一が、将来、加害者側にまわってしまうという可能性です。

一方で、「行わない可能性のある人」に、どちらにも傾く可能性のある人の割合を足せば、三分の二の人たちが負の連鎖を断ち切ることができるという希望を秘めてもいます。

負の連鎖が断ち切れない要因の一つとしては、第二章で詳しく述べたマルトリートメントによる弊害が考えられます。現代社会で求められる、良好な人間関係を築くために必要な脳の機能が損なわれているため、日常生活に困難をきたし、それがストレスとなって、うつ病や人格障害などの心の病へと発展するということも、お話ししてきたとおりです。

このような障害や病気が親側にあることで、わが子にマルトリートメントを行ってしまうというのは見逃せない事実です。

また、誰かにやさしく守ってもらいたい子ども時代に、無視されたり、暴言をはかれたり、叩かれ、殴られてきた人たちは、モデルとする家庭の形を知るよしもありません。人は模倣しながら生きていくすべを身につけていく生物であるため、愛情を受けとっていなければ、与える方法もよくわからないはずです。

彼らは加害者である前に、被害者なのです。

こうした面からも、マルトリートメントに悩む子どもだけでなく、その親のケアやサポートの重要性が指摘されています。

マルトリートメントを予防するための新しい試み

わたしたちの研究でも、子どもの脳を診ているだけでは不十分だと感じ、親の脳のリサーチにも力を入れるようになりました。

その一つが養育者のリスク管理です。「子育て困難を予防・支援するストレス状態評価システム」と名づけ、実用化を目指しています。

子育てをしている人には多少のストレスがつきものですが、その度合には差があることは明らかです。この新たな研究では、育児ストレスが脳にどれだけ影響するかについて、fMRI検査で調べています。その結果、母親の抑うつ気分がより高まると、「共感性」にかかわる前頭前野の活動が低下していることがわかりました（図終-1）。

子育て中の人の共感性が落ちると、どういうことが起きるでしょうか。赤ちゃんを見てもかわいいと思えなかったり、幼いわが子がいま何を欲して泣いているのかなどを、推測

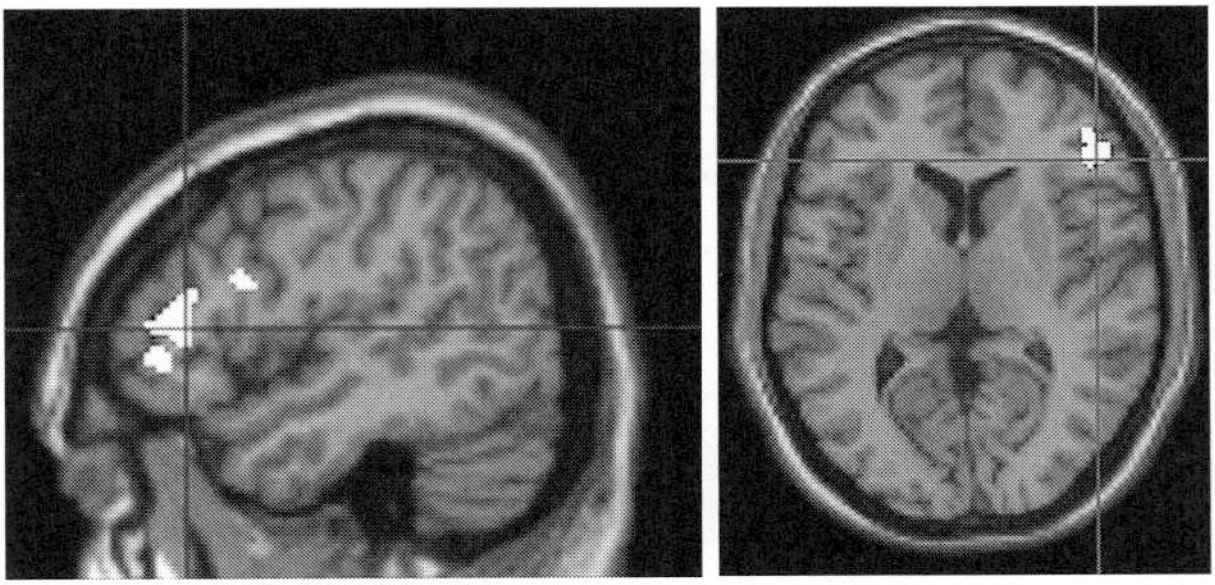

図終-1　母親の抑うつ気分が高まると、相手の気持ちを読み取る課題を遂行中の前頭前野の一部の活動が低下する

することが難しくなります。子育てにはこの共感する感覚が大切なのですが、大きな育児ストレスにより、この力が低下していることが考えられます。

子育てのストレスが深刻化する前兆を発見できれば、早期に適切な処置ができ、マルトリートメントに結びつく行為を減らすことができないかと考え、研究を続けています。このように、マルトリートメントを未然に防ぐことができれば、傷つく子どもを減らすことが可能になるはずです。

親の「養育脳」を育むオキシトシン

人は生まれながらにして親としての資質を備えているわけではありません。大阪医科大学看護学部の佐々木綾子氏らが行った興味深い実験があります。

育児経験のない男女を集め、乳幼児との触れ合い経験を通して「親性」（親になる準備ができているか、育児に積極的かといった性質）が高まるかについて、アンケートとｆＭＲＩによる調査をしたのです。

その結果、実際に参加した男性群・女性群のどちらも、育児への積極性が高まり、育児に関与する脳の領域の変化がｆＭＲＩの画像上でも認められました。

つまり、子どもを慈しみ、大事に育てようという感情は、生まれながらにしてもっているものではなく、子どもと実際に触れ合うことで喚起され、育っていくものだということが実証されたのです。

子どもを愛し、世話する能力が活性化された脳のことを、ここでは「養育脳」と呼ぶことにします。現代社会では、保育士などの仕事をしている人は別として、育児経験のない成人のほとんどが、子どもに接する機会をもたないため、この養育脳は活性化していないと考えてよいでしょう。

しかし、親性はあとから育むことができるのですから、子どもが生まれてからたっぷりと抱っこし、スキンシップをとればよいのです。この抱っこで温かなぬくもりに包まれ、安心感を得るのは赤ちゃんだけではありません。というのも、スキンシップをはかることで、人は誰でも脳が活性化するばかりか、「オキシトシン」というホルモンが分泌《ぶんぴつ》され、穏やかな気持ちになることができるのです。

オキシトシンは、別名「愛情ホルモン」とも呼ばれ、脳の下垂体後葉から分泌されます。女性の出産・育児に大きくかかわるホルモンで、分娩時に子宮収縮を促進させ、出産後は乳腺の筋線維を収縮させて乳汁分泌を促すなどの働きをすることが知られています。

しかし、オキシトシンの効果は出産・育児に限らず、男女問わず誰もがこのホルモンの恩恵を受けることができます。スキンシップはもちろんのこと、親しい人たちと楽しく語り合ったり、愛情を伝え合ったりすると、双方のオキシトシンが上がることが報告されています。

オキシトシンは扁桃体の過剰な興奮を抑える働きがあるため、闘争心や恐怖心を抑え、穏やかで愛情に満ちた気持ちにさせてくれます。こうした特長から、自閉症やPTSDなどにも有効に作用するのではないかと期待がもたれています。

ヨーロッパなどではオキシトシン経鼻剤が授乳促進薬として承認されている国もありま

すが、日本ではまだ安全性や有効性の確証が得られていないため、実用化に向けて臨床試験が進められているところです。

子育てに不安になったときこそ、スキンシップです。オキシトシンの分泌が不安や恐怖の気持ちを抑えてくれるのです。どんどん抱っこしましょう。先に述べたとおり、オキシトシンは男性でも分泌されるため、父親も、子どもとのスキンシップを積極的に行うことで、養育脳を育むことができます。

父親や母親がそっとわが子を抱きしめる——その瞬間、子どもは親に守られているという心地よさを身体じゅうで感じて安心し、親もまたオキシトシンの働きでこころが落ち着いていく、という仕組みです。ささやかなことでありますが、効き目は絶大です。

こうして穏やかな気持ちを継続させていけば、マルトリートメントせざるを得ないような心的状況を回避することも容易になっていきます。

子どものためにできること

「子どもを健やかに育むために〜愛の鞭《ムチ》ゼロ作戦」をご存じでしょうか。

二〇一七年五月、「体罰ゼロ」の育児の推進を目的として厚生労働省が作成したチラシに、本書でもお伝えしてきた「体罰が脳の発達におよぼす影響について」の情報を提供しました。

愛の鞭のつもりの行動が、いつの間にか虐待へとエスカレートしていくことの危険性を伝え、子どもの気持ちに寄り添いながら育児をしようといった働きかけを行っています。

チラシにはポイントとして次の五つがあげられています。

①子育てに体罰や暴言を使わない
②子どもが親に恐怖を持つとSOSを伝えられない
③爆発寸前のイライラをクールダウン
④親自身がSOSを出そう
⑤子どもの気持ちと行動を分けて考え、育ちを応援

①の重要性は繰り返しお伝えしたとおりです。

小さいころから「しつけ」と称したマルトリートメントを受けてきた子どもは、過酷な環境下で生きぬくために、いかに親の言動が理不尽であっても、ご機嫌をうかがって、彼らの考え方や価値観を肯定し、受け入れようとします。極端な場合、殴られなかったら感謝をするというような歪んだ感情をもつようになります。このような心理的反応を「ストックホルム症候群」と呼びます。一九七三年にスウェーデンのストックホルムで起きた銀行立てこもり事件において、人質が犯人と長時間過ごすなか、犯人に対して共感や好意を抱いたという現象に対して名づけられました。

これはまさに生き残るための行動で、マルトリートメント下に置かれた子どもは、このときの人質と同じ状況にあるのです。②にあるように、子どもが親に恐怖心を持たないように気をつける必要があります。

③はイライラが生まれたときに自分なりに回避をする方法を見つけておこうというアドバイスです。そう簡単には見つからないかもしれませんが、気分が変わりそうなことをいくつか試して、効果があるものを探していきましょう。

④は子どものためだけでなく、ご自身のためにもぜひ実践していただきたいポイントで

す。一人で抱え込まずに、保健所や児童相談所、病院などそれぞれの専門家の力を頼ってください。

⑤は「発達」という視点が子どもの成長には必要だということを伝えています。子どもの脳は一足飛びに社会性を備えることはできません。わがままを言うのも、自分の意見を押し通したりするのも、脳が未成熟で発達途上だからです。

子どもは大人のミニチュア版ではない——。

その点が理解できていないと、つい言うことを聞かせようと、必要以上に強い指示を与えてしまいます。

たとえば二、三歳の子どもが親を悩ませる「イヤイヤ期」というものがありますが、これは前頭前野が未発達なために起きます。いままさに成長を遂げようとしている未熟な脳では、欲求を抑えることは困難なのです。この行動を「わがまま」ととらえて叱りつけても、ある意味無駄です。このときに必要なことは「見守る」という姿勢です。

では、怒りを上手に抑えるためにはどうしたらよいでしょうか。

「アンガー・マネジメント（怒りの消火法）」が有効です。怒りは自然な感情で、それ自体を否定する必要はありません。しかし、その怒りを適切に処理するためには、怒りの種類を知り、その原因を探り、そしてその気持ちを上手に相手に伝えるなど、イライラやむかつきの原因となるストレスへの対処法を学ぶことが必要です。

このアンガー・マネジメントは、親子関係や夫婦関係だけでなく、職場や友人関係でも役に立つはずです。最近では、このテーマに関する書籍や講演会なども増えているようです。

また、子どもに何かを伝えるときに、荒い言葉や暴力を使ってしまわないように、コミュニケーション能力を高める訓練を行うことも、われわれ大人ができる努力の一つです。

求められる養育者支援

人は、子どもが生まれて初めて「親」という立場になります。先にも述べましたが、保育士や幼児教育に携わっている人たちを別にすれば、子どもと接する機会がほとんどないまま、ある日突然親になります。子どもとはまさに未知の生き物で、子育てに戸惑いや悩みが多いのは当然のことです。

ところで、日本の社会は子育てをする人たちにやさしい社会でしょうか。

少子化社会といわれて久しいものの、現在の日本では、その少ない子どもに対してすら、十分な子育て環境が整っているとはいえません。両親世代、祖父母世代が子どもだったころと比べ、母親が仕事をもつ家庭が増えました。また、シングルマザー、シングルファーザーなど家族の形が多様化しているにもかかわらず、子育てについては、旧態依然とした理想――母親がそばでずっと守るべき――という考え方が根強く残っています。

近所づきあいにおいても、かつてのような風通しのよさはなくなり、気軽に育児の悩みを相談したり、手助けを頼める先輩ママはそう簡単には見つかりません。

一家庭あたりの子どもの数が少なくなれば、子育て自体も楽になるといった単純な話ではなく、「子育ては自己責任」という風潮が増す現代社会において、子育て困難――子どもに対する「育てにくさ」や、孤独・孤立感――を感じている親が増えてきているというのが現状です。

親にばかり負担がかかれば、日々のストレスはふくれ上がり、子どもに強い言葉をぶつけたり、思わず手をあげたりすることもあるでしょう。それは望ましいことではありません。しかし、このような親たちを責めるだけでは、決して子どもを守ることはできないのです。

子育てに奮闘する人を支え、子どもの成長を多くの関係者で見守ることが、日本の経済的・社会的な損失を抑え、誰にとっても暮らしやすい環境をつくっていくことにつながると、わたしは考えます。しかし、わが国ではこの養育者への支援が大幅に遅れています。

この状況をなんとか改善し、家庭からマルトリートメントを減らそうという取り組みがあります。国立研究開発法人科学技術振興機構・社会技術研究開発センターによる「養育者支援によって子どもの虐待を低減するシステムの構築」という活動で、わたしのグループもかかわっています。

マルトリートメントを行っている（あるいは行いそうな）親を指導したり、処罰したりするのではなく、多角的な視点から、養育者のサポートをしていくという試みです。小児学、脳科学といった医療分野だけでなく、社会学・心理学・教育学・法学といった幅広いジャンルの専門家が集まって、学校や施設などで子どもと直接かかわる人、地域の人たちの協力も得ながら、何ができるか知恵を出し合っているところです。

社会全体で見守りたい子どものこころの発達

マルトリートメントからの脱却は容易なことではありません。しかし、序章で述べたとおり、「脳が変形するほどの傷つき」は子どもには必要ありません。

子どもに必要なのは、安心して成長できる場所です。それを与えることができるのは、われわれ大人だけです。

大人と子ども――その小さくも、いとおしい結びつきがいくつもいくつも集まって、社会は成り立っているのです。

愛着がうまく築けず不幸な状況に陥っている、そんなケースを一つでも多く解消するためには、社会全体で、親子の問題に取り組んでいく必要があります。

医師として、科学者として、そして一人の親として、子どもをとりまく環境をよりよくするために、いま、わたしにできることは何だろうか――。そう模索している毎日です。

挑戦はまだまだ続きます。

あとがき

二〇〇八年五月、マグニチュード八という巨大地震が、中国・四川省を襲いました。この地震よる死者は七万人に近く、負傷者は三七万人以上とされており、日本でもその惨事が連日報道されました。

わたしは、このときに新華社通信が伝えたニュースが、いまでも忘れられません。

本震の翌日、捜索隊が倒壊した建物のなかから四つんばいの状態で息絶えた若い女性を発見。その女性の体の下では、生後間もない男の子が、奇跡的に生存していたのです。

そして、その母親は、

「もし、あなたが生き延びることができたら、わたしが愛していたことを忘れないで」

と、携帯電話にメッセージを残していたことがわかりました。重たいがれきから小さな赤ちゃんをまさに命がけで守りながら、その一文をなんとしても記録しようとしたのでしょう。

この幼子が母と過ごした時間はとても短いものでした。しかし、この男の子は確かに愛されていました。この瞬間、ふたりは強く深い愛着で結ばれていたはずです。

いまこの子はどうしているのでしょうか。愛着について考えるとき、この母子のことを思い出さずにいられません。


最後になりますが、読者の皆さんにはお許しをいただき、大切な仲間と後輩たちに謝辞を述べたいと思います。

わたしをここに至るまで導いてくださった恩師、三池輝久先生とマーチン・タイチャー先生に深謝します。

そして、藤澤隆史先生、島田浩二先生、滝口慎一郎先生、水野賀史先生、高田紗英子先生、矢澤亜季先生、榊原信子先生、牧田快先生、西川里織先生、子どものこころ診療部やわたしの研究室のスタッフ、および院生の皆さん。ここにお名前をあげられなかった方たちもたくさんいますが、たくさんの方々が、わたしの研究を支えてくれていることを日々、忘れたことはありません。これからも一緒に歩んでいきましょう。

本書の刊行にあたっては、「子ども虐待」という重いテーマに興味をもち、ぜひこの内容を多くの読者に届けたいと出版の話を持ちかけてくださったＮＨＫ出版の祝尚子さんと編集協力の彌永由美さんに感謝します。

そして、子育ての楽しさ、喜びを教えてくれ、未熟な親であるわたしを成長させてくれた二人の娘たちに「ありがとう」を。あなたたちが親になった暁には、この本を熟読するように！

友田明美

二〇一七年七月

参考文献

Ainsworth M. D. · Bell S. M. "Attachment, exploration, and separation: illustrated by the behavior of one-year-olds in a strange situation", *Child Dev*, vol41, pp.49-67, 1970

American Psychiatric Association, "Diagnostic and Statistical Manual of Mental Disorders, 5th Edition", American Psychiatric Press, 2013

Andersen S. L.et al., "Preliminary evidence for sensitive periods in the effect of childhood sexual abuse on regional brain development", *J Neuropsychiatry Clin Neurosci*, vol20, pp.292-301, 2008

Borland B. L. · Heckman H. K. "Hyperactive boys and their brothers. A 25-year follow-up study", *Arch Gen Psychiatry*, vol33, pp.669-675, 1976

Bowlby J. "A Secure Base: Parent-Child Attachment and Healthy Human Development", Basic Books, pp.1-224, 1988

Bremner J. D. et al. "Structural and functional plasticity of the human brain in posttraumatic stress disorder", *Prog Brain Res*, vol167, pp.171-186, 2008

Bynner J. M. · O'Malley P. M. · Bachman J. G. "Self-esteem and delinquency revisited", *J Youth Adolesc*, vol.10, pp. 407-441, 1981

Choi J. et al. "Reduced fractional anisotropy in the visual limbic pathway of young adults witnessing domestic violence in childhood", *Neuroimage*, vol.59, pp.1071-1079, 2012

Choi J. et al. “Preliminary evidence for white matter tract abnormalities in young adults exposed to parental verbal abuse”, *Biol Psychiatry*, vol.65, pp.227-234, 2009

de Lange F. P. et al. “Increase in prefrontal cortical volume following cognitive behavioural therapy in patients with chronic fatigue syndrome”, *Brain*, vol.131, pp.2172-2180, 2008

Deblinger E. et al. “Trauma-focused cognitive behavioral therapy for children: impact of the trauma narrative and treatment length”, *Depress Anxiety*, vol.28, 67-75, 2011

Francis D. D. et al. “Maternal care, gene expression, and the development of individual differences in stress reactivity”, *Ann N Y Acad Sci*, vol.896, pp.66-84, 1999

Garey L. J. “Structural development of the visual system of man”, *Hum Neurobiol*, vol.3, pp.75-80, 1984

Giedd J. N. et al. “Brain development during childhood and adolescence: a longitudinal MRI study”, *Nat Neurosci*, vol.2, pp.861-863, 1999

Gurwitch R. H. et al. “Child-Adult Relationship Enhancement (CARE): An evidence-informed program for children with a history of trauma and other behavioral challenges”, *Child Abuse Negl*, vol.53, pp.138-145, 2016

Harlow H. F. “Love in infant monkeys”, *Sci Am*, vol.200, pp.68-74, 1959

Izuma K.・Saito D. N.・Sadato N. “Processing of social and monetary rewards in the human striatum”, *Neuron*, vol.58, pp.284-294, 2008

Kempe C. H. et al. “The battered-child syndrome”, *JAMA*, vol.181, pp.17-24, 1962

Kita S. et al. “Associations between intimate partner violence (IPV) during pregnancy, mother-toinfant bonding failure, and postnatal depressive symptoms", *Arch Womens Ment Health*, vol.19, pp.623-634, 2016

Main M. "Introduction to the special section on attachment and psychopathology: 2. Overview of the field of attachment", *J Consult Clin Psychol*, vol.64, pp. 237-243, 1996

Meaney M. J. et al. "Neonatal handling alters adrenocortical negative feedback sensitivity and hippocampal type II glucocorticoid receptor binding in the rat", *Neuroendocrinology*, vol.50, pp.597-604, 1989

Mizuno K. et al. "Impaired neural reward processing in children and adolescents with reactive attachment disorder: A pilot study", *Asian J Psychiatr*, vol.17, pp.89-93, 2015

Mizuno K. et al. "Osmotic release oral system-methylphenidate improves neural activity during low reward processing in children and adolescents with attention-deficit/hyperactivity disorder", *Neuroimage Clin*, vol.2, pp.366-376, 2013

Oliver J. E. "Intergenerational transmission of child abuse: rates, research, and clinical implications", *Am J Psychiatry*, vol.150, pp.1315-1324, 1993

Shapiro F. "Eye movement desensitization: a new treatment for post-traumatic stress disorder", *J Behav Ther Exp Psychiatry*, vol.20, pp.211-217, 1989

Shapiro F. "The role of eye movement desensitization and reprocessing (EMDR) therapy in medicine: addressing the psychological and physical symptoms stemming from adverse life experiences", *Perm J*, vol.18, pp.71-77, 2014

Sheu Y. S. et al. "Harsh corporal punishment is associated with increased T2 relaxation time in dopamine-rich regions", *Neuroimage*, vol.53, pp.412-419, 2010

Shimada K. et al. "Reduced visual cortex grey matter volume in children and adolescents with reactive attachment disorder", *Neuroimage Clin*, vol.9, pp.13-19, 2015

Super H. "Working memory in the primary visual cortex", *Arch Neurol*, vol.60-6, pp.809-812, 2003

Takiguchi S. et al. "Ventral striatum dysfunction in children and adolescents with reactive attachment disorder: functional MRI study", *BJPsych Open*, vol.1, pp.121-128, 2015

Teicher M. H. et al. "Childhood Maltreatment: Altered Network Centrality of Cingulate, Precuneus, Temporal Pole and Insula", *Biol Psychiatry*, 2014

Teicher M. H.・Samson J. A. "Childhood maltreatment and psychopathology: A case for ecophenotypic variants as clinically and neurobiologically distinct subtypes", *Am J Psychiatry*, vol.170, pp.1114-1133, 2013

Teicher M. H. et al. "Hurtful words: association of exposure to peer verbal abuse with elevated psychiatric symptom scores and corpus callosum abnormalities", *Am J Psychiatry*, vol.167, pp.1464-1471, 2010

Teicher M. H.・Tomoda A.・Andersen S. L. "Neurobiological consequences of early stress and childhood maltreatment: are results from human and animal studies comparable?", *Ann N Y Acad Sci*, vol.1071, pp.313-323, 2006

Thomaes K. et al. "Can pharmacological and psychological treatment change brain structure and function in PTSD? A systematic review", *J Psychiatr Res*, vol.50, pp.1-15, 2014

Tomoda A. et al. "Pseudohypacusis in childhood and adolescence is associated with increased gray matter volume in the medial frontal gyrus and superior temporal gyrus", *Cortex*, vol.48, pp.492-503, 2012

Tomoda A. et al. "Childhood sexual abuse is associated with reduced gray matter volume in visual cortex of young women", *Biol Psychiatry*, vol.66, pp.642-648, 2009

Tomoda A. et al. "Reduced visual cortex gray matter volume and thickness in young adults who witnessed domestic violence during childhood", *PLoS One*, vol.7, e52528, 2012

Tomoda A. et al. "Exposure to parental verbal abuse is associated with increased gray matter volume in superior temporal gyrus", *Neuroimage*, vol.54, S280-286, 2011

Tomoda A. et al. "Reduced prefrontal cortical gray matter volume in young adults exposed to harsh corporal punishment", *Neuroimage*, vol.47, T66-71, 2009

van der Kolk B. A. "The neurobiology of childhood trauma and abuse", *Child Adolesc Psychiatr Clin N Am*, vol.12, pp.293-317,2003

Wada I.・Igarashi A. "The social costs of child abuse in Japan", *Children and Youth Services Review*, vol.46, pp.72-77, 2014

佐々木綾子、小坂浩隆、中井昭夫ほか「青年期男女における親性発達と神経基盤の関係」、日本赤ちゃん学会事務局（編）『ベビーサイエンス』・第一〇巻 四六―六五頁、二〇一〇年

西澤哲『子ども虐待』、講談社現代新書、二〇一〇年

友田明美「脳の発達と発達心理」、五十嵐隆（編）『小児科学』、文光堂、三一―四二頁、二〇一一年

友田明美『新版　いやされない傷――児童虐待と傷ついていく脳』、診断と治療社、二〇一二年

編集協力　彌永由美
校閲　猪熊良子
図版作成　高田紗英子
道下優子
吉村時子
DTP　㈱ノムラ

友田明美 ともだ・あけみ
1987年、熊本大学医学部医学研究科修了。医学博士。
同大学大学院小児発達学分野准教授を経て、
2011年6月より福井大学子どものこころの発達研究センター教授。
同大学医学部附属病院子どものこころ診療部部長兼任。
2009～2011年、および2017年4月より
日米科学技術協力事業「脳研究」分野グループ共同研究
日本側代表者を務める。
著書に『新版 いやされない傷――児童虐待と傷ついていく脳』など。

NHK出版新書 523
子どもの脳を傷つける親たち
2017(平成29)年 8 月10日 第1刷発行
2017(平成29)年12月10日 第8刷発行

著者 友田明美 ©2017 Tomoda Akemi
発行者 森永公紀
発行所 NHK出版
〒150-8081東京都渋谷区宇田川町41-1
電話 (0570) 002-247(編集) (0570) 000-321(注文)
http://www.nhk-book.co.jp (ホームページ)
振替 00110-1-49701

ブックデザイン albireo
印刷 慶昌堂印刷・近代美術
製本 藤田製本

Printed in Japan ISBN978-4-14-088523-9 C0236

NHK出版新書好評既刊